KOMMENTARE ZUM ARZNEIBUCH
DER DEUTSCHEN DEMOKRATISCHEN REPUBLIK

Herausgegeben von L. Kny und J. Richter

Heft **10**

Blutgas- und säuren-basen-analytische Prüfmethoden in der Laboratoriumsdiagnostik

Mit 6 Tabellen

AKADEMIE-VERLAG · BERLIN 1984

Verantwortlich für die Herausgabe:

Prof. Dr. sc. nat. L. Kny, Berlin
Prof. Dr. sc. nat. J. Richter, Berlin
unter Mitwirkung von Prof. Dr. sc. med. W. Thiele

Bearbeiter:

Prof. Dr. sc. med. W. Thiele
Leiter der Abt. für klinische und pathologische Physiologie am Bereich Medizin der Ernst-Moritz-Arndt-Universität Greifswald

unter Mitwirkung von:

Prof. Dr. sc. med. P.-W. Wüstenberg
Leiter der Abt. für pathologische Physiologie an der Klinik für Innere Medizin der Wilhelm-Pieck-Universität Rostock

Chefarzt Dr. sc. med. W. Roth
Sportmedizinischer Dienst der SV Dynamo Berlin

Oberassistent Dr. sc. med. V. A. Busunov
Kiewer Forschungsinstitut für Arbeitshygiene und Berufskrankheiten

Erschienen im Akademie-Verlag, DDR-1086 Berlin, Leipziger Straße 3—4

Lizenznummer: 202 · 100/454/84
Printed in the German Democratic Republic
Gesamtherstellung: VEB Druckerei „Thomas Müntzer", 5820 Bad Langensalza
LSV 1277, 2067
Bestellnummer: 763 140 8 (3065/K/10)
00600

Die vorliegenden Kommentare wurden auf der Grundlage methodisch-experimenteller Untersuchungen und Geräteerprobungen sowie langzeitiger Erfahrungen erarbeitet. Bei diesen Untersuchungen haben *Dr. med. Hannelore Frenzel*, *Dr. med. Kurt Strauß*, *Dipl.-Phys. Horst Jäger*, *Dipl.-Med. Arno Wilfert*, *Dipl.-Med. Sabine Höfer*, *Fach-MTA Helga Spiering* und *Asst. f. Wiss. org. Annemarie Stilke* eine wertvolle Mitarbeit geleistet.
Nach zahlreichen langfristigen Diskussionen mit Ärzten und Fachwissenschaftlern der verschiedenen klinischen und labordiagnostischen Arbeitsbereiche wurde die endgültige Fassung des Textes der Kommentare von den Bearbeitern auf der Grundlage persönlicher Kenntnisse gestaltet.

Die Herausgeber

Inhalt

Symbole, Abkürzungen, Definitionen, Terminologie

PaO_2	Aktueller Sauerstoffpartialdruck des anaerob entnommenen, arteriellen oder hyperämisch-kapillären Blutes in kPa. Repräsentativer diagnostischer Parameter für eine partielle, nur die Sauerstoffaufnahme betreffende respiratorische Störung (arterielle Hypoxämie/respiratorische Partialinsuffizienz).
S_{HbO_2}	Relativer Anteil des oxigenierten Hämoglobins an der Gesamtmenge des Hämoglobins des Prüfmaterials in %. Vor Einführung der sensitiveren PaO_2-Bestimmungen wurde S_{HbO_2} mittels Trans- oder Reflexionsoximetrie zum Nachweis einer respiratorischen Störung benutzt.
CaO_2	Konzentration des Sauerstoffes des arteriellen Blutes in ml O_2 pro 100 ml Vollblut. Klassischer Blutgasparameter für den Gehalt an physikalisch gelöstem und chemisch gebundenem Sauerstoff in einem bestimmten Vollblutvolumen, der mit der van Slyke- oder Haldane-Methode nachgewiesen wird. Prüfergebnis der chemischen Referenzmethoden für die auf physikalischen Meßprinzipien beruhende gegenwärtige Standardmethode.
$CaCO_2$	Konzentration des Kohlendioxides des arteriellen Blutes in ml CO_2 pro 100 ml Vollblut. Klassischer Blutgasparameter für den Gehalt an physikalisch gelöstem und chemisch gebundenem Kohlendioxid in einem bestimmten Vollblutvolumen, der mit der van Slyke- oder Haldane-Methode nachgewiesen wird. Prüfergebnis der chemischen Referenzmethoden für die auf physikalischen Meßprinzipien beruhende gegenwärtige Standardmethode.
H^+	Freies, aktives Wasserstoffion. Die H^+-Konzentration bestimmt den Säuregrad einer Flüssigkeit = aktuelle Azidität.
pH	Negativer Logarithmus der H^+-Konzentration in mol pro Liter. Meßwert für die Konzentration der freien, aktiven H^+.
pH_a	pH-Wert des anaerob entnommenen, arteriellen oder hyperämisch-kapillären Blutes. Repräsentativer Parameter für die aktuelle Azidität des arteriellen Blutes und indirekt für die aktuelle Azidität der extrazellulären Körperflüssigkeit. Bilanzwert für die quantitative Relation zwischen dem Grad der Störung und der Kompensation.
$PaCO_2$	Aktueller Kohlendioxidpartialdruck des anaerob entnommenen, arteriellen oder hyperämisch-kapillären Blutes in kPa. Repräsentativer diagnostischer Parameter für eine globale respiratorische Störung, bei der es wegen Kohlendioxidretention zur respiratorischen Azidose (respira-

torische Globalinsuffizienz, Hyperkapnie) oder wegen einer pathologisch bzw. kompensatorisch erhöhten Alveolarventilation zur respiratorischen Baseose kommt.

$HCO_3^-{}_a$ — Gehalt des anaerob entnommenen Blutes an Hydrogencarbonat in mmol pro Liter Plasma (primär Parameter zur Bilanzierung von Elektrolytstörungen).

Stand. HCO_3^- — Gehalt des Blutes an Hydrogencarbonat in mmol pro Liter Plasma, welches vor der Bestimmung durch Tonometrieren den Körperbedingungen für arterielles Blut (37 °C, S_{HbO_2} größer 98%, $PaCO_2$ = 5,33 kPa, P_{H_2O} = 6,40 kPa entsprechend 100% relative Gasfeuchte) angeglichen wurde.
Die Prüfgröße wird als Standard Hydrogencarbonat bezeichnet, weil der analytisch vorgeschaltete Tonometrierschritt der Standardisierung des Prüfmaterials auf Körperbedingungen in vitro entspricht.

TPB^- — Totale Pufferbasenmenge des arterialisierten Vollblutes (Pufferkapazität des Blutes) in mmol pro Liter Blut.
Die Arterialisation der Blutprobe erfolgt analog dem oben beim Stand. HCO_3^- beschriebenen Vorgehen.
Die TPB^- ist für Blut mit folgenden Parametern definiert worden: Hb-Konzentration = 150 g pro Liter Blut, S_{HbO_2} größer 98%, Gesamtproteingehalt = 55 g pro Liter Plasma, pH = 7,40, $PaCO_2$ = 5,53 kPa, 37 °C.
Bei Einhaltung dieser definierten Kriterien variiert die TPB^- in einem Bereich von 48,0 ± 2,5 mmol pro Liter Blut.

BÜ, BE, BD — Basenüberschuß, base excess, Basendefizit
Bilanzwert für die durch Retention oder Verlust von fixen Säuren oder Basen eingetretene Änderung der TPB^--Summe, d. h. der Pufferkapazität des arteriellen Blutes.
Der BÜ ist definiert als

$$BÜ = TPB^- - 48{,}0 \text{ mmol pro Liter Blut.}$$

Da der statistische Normalwert der TPB^- = 48,0 mmol pro Liter Blut ist, ergibt sich für den BÜ ein statistischer Normalwert von ±0,0 mmol pro Liter Blut.
Der physiologische Referenzbereich beträgt ±2,5 mmol pro Liter Blut.
Abweichungen von größer +2,5 mmol pro Liter Blut (base excess) sind diagnostisch repräsentativ für eine nicht respiratorische Baseose oder die Kompensation einer respiratorischen Azidose.
Abweichungen zum Minusbereich von größer —2,5 mmol pro Liter Blut (Basendefizit) sind diagnostisch repräsentativ für eine nicht respiratorische Azidose oder die Kompensation einer respiratorischen Baseose.

Azidose — Zustand mit Säurenüberschuß (Retention) oder Basendefizit (Verlust)

Baseose — Zustand mit Säuredefizit (Verlust) oder Basenüberschuß (Retention)

respiratorische Störung — Störung des Säuren-Basen-Gleichgewichtes auf Grund einer Störung der pulmonalen Elimination der flüchtigen Kohlensäure, die an den Veränderungen des für respiratorische Kohlendioxideliminationsstörungen spezifischen $PaCO_2$-Wertes erkennbar ist.

nicht-respiratorische Störung — Störungen des Säuren-Basen-Gleichgewichtes, die nicht auf Grund einer pulmonalen Kohlensäureeliminationsstörung entstanden sind und an den Veränderungen des für nicht respiratorisch bedingte Störungen mit Retention oder Verlust von fixen Säuren oder Basen spezifischen Basenüberschusses erkennbar sind.
Diese werden auch als metabolische Störungen bezeichnet, obwohl sie häufiger und schwerwiegender durch renale und verschiedene extrarenale Störungen entstehen.

Säuren-Basen-Gleichgewicht	Gleichgewichtseinstellung zwischen undissoziierten Säuren und Pufferbasen im Blut und auf Grund des dynamischen Fließgleichgewichtes zwischen Blut und den Flüssigkeitsräumen des Organismus, durch die der pH der Körperflüssigkeiten der HENDERSON-HASSELBALCH-Gleichung folgend bestimmt wird. Aus der Gleichgewichtseinstellung kann ohne weitere Informationen nur unzuverlässig auf den Bestand bzw. Haushalt geschlossen werden.
Säuren-Basen-Status	Aktueller Zustand der Säuren-Basen-Relation im Vollblut, der durch die Analyse erfaßt wird.
Säuren-Basen-Bestand	Gesamtbestand an Säuren und Basen des Organismus in allen Flüssigkeitsräumen, der nur durch Bilanzuntersuchungen erfaßt werden kann (auch als Haushalt bezeichnet).
Alkalose	Früher übliche, wissenschaftlich nicht begründete Bezeichnung für Baseosen.

1. Allgemeines

1.1. Anwendungsbereich

Die blutgas- und säuren-basen-analytischen Prüfmethoden umfassen eine diagnostische Parametergruppe, die hinsichtlich der Indikationen, der Anforderungen für die präanalytische Gewinnung des Prüfmaterials, der Voraussetzungen und Anforderungen für die Durchführung der Bestimmungen, der Qualitätssicherung, der Bewertung der Prüfergebnisse, der Dokumentation und der Arbeitsorganisation viele Gemeinsamkeiten haben. Deshalb erfolgt die Kommentierung der Standardmethoden zur

- Bestimmung des Sauerstoffpartialdruckes des arteriellen Blutes,
- Prüfung des Säuren-Basen-Gleichgewichtes des arteriellen Blutes,
- Bestimmung des Kohlendioxid- und Sauerstoffgehaltes in Gasgemischen/Mikrogasanalyse nach SCHOLANDER

zusammenfassend in einem Kommentarheft.
Die blutgas- und säuren-basen-analytischen Prüfmethoden werden von Laboratorien der Pulmologie, Nephrologie, Intensivmedizin und Anästhesiologie, der Geburtshilfe und Pädiatrie, der klinischen Arbeitsmedizin und mit der Rationalisierung der Laboratoriumsdiagnostik mit ständig steigenden Analysenzahlen von zentralisierten Einrichtungen der klinischen Physiologie und klinischen Chemie angewandt.
Sie werden zum objektiven Nachweis bzw. Ausschluß einer respiratorischen Partialinsuffizienz (arterielle Hypoxämie ohne respiratorische Azidose) und respiratorischen Globalinsuffizienz (arterielle Hypoxämie und kohlendioxidretentionsbedingte respiratorische Azidose) eingesetzt. Der objektive Nachweis bzw. Ausschluß einer respiratorischen Insuffizienz und deren differentialdiagnostische Bewertung nach den qualitativ differenten Arten Partial- oder Globalinsuffizienz sowie deren quantitative Abstufung nach Schweregraden erfordert minimal die Kenntnis der Sauerstoff- und Kohlendioxidpartialdruck-Blutgaswerte. Da die respiratorische Azidose im wesentlichen nur durch die Niere kompensiert oder aber durch eine Nierenfunktionsstörung verstärkt werden kann, ist häufig die Indikation sowohl für die Bestimmung des arteriellen Sauerstoffpartialdruckes als auch für die komplette Bestimmung der Parameter des Säuren-Basen-Gleichgewichtes gegeben. Typisch für solche Situationen ist unabhängig von der speziellen Ätiopathogenese jede Art von Schockzuständen, bei denen es häufig sowohl zur hämodynamisch und repiratorisch bedingten Hypoxämie und Hypoxidose sowie zur metabolischen, respiratorischen und renalen Azidose mit Ausfall jeglicher Kompensationsmöglichkeiten kommt.
Die blutgas- und säuren-basen-analytischen Prüfmethoden haben seit ihrer Einführung in die Diagnostik im wesentlichen aus zwei Gründen eine schnelle Verbreitung gefunden:

a) Es gibt für die arterielle Hypoxämie und Azidose kein spezifisches Symptom und bei gering- bis mittelschweren arteriellen Hypoxämien und Azidosen auch kein zuverlässiges orientierendes Symptom. Die sogenannten klassischen Leitsymptome Hyperventilation, Dyspnoe und Zyanose kommen auch ohne arterielle Hypoxämie und/oder Azidose häufig vor, wie diese andererseits auch bei Hypoxämien und/oder Azidosen häufig fehlen. Daher basiert jegliche zuverlässige Diagnose, Verlaufs- und Therapiekontrolle sowie die Tauglichkeitsbeurteilung und die Begutachtung der Funktionseinschränkung auf standardisierten blutgas- und säuren-basen-analytischen Laborparametern.

b) Bei verschiedenen pulmonalen, kardio-vasculären, renalen, gastrointestinalen und metabolischen Erkrankungen kommt es zu generalisierten, therapiebedürftigen bis lebensbedrohlichen arteriellen Hypoxämien und/oder Azidosen bzw. Baseosen. Die Häufigkeit dieser Störungen, die Notwendigkeit ihres objektiven Nachweises, die Berechnung der adäquaten therapeutischen Dosis und die Therapiekontrolle hat den Bedarf an diesen Prüfkomponenten ständig erhöht.
Durch die Einführung der standardisierten blutgas- und säuren-basen-analytischen Prüfmethoden konnte die Diagnostik, die Patientenüberwachung, Verlaufs- und Therapiekontrolle, die arbeitsmedizinische Tauglichkeitsdiagnostik und Rehabilitation sowie die Begutachtung in den o. g. Anwendungsbereichen wesentlich objektiviert, qualitativ verbessert und effektiver realisiert werden.

1.2. Verantwortung

Die blutgas- und säuren-basen-analytischen Prüfmethoden sowie die für deren Durchführung erforderlichen Bestimmungen des Kohlendioxid- und Sauerstoffgehaltes der Tonometrier- und Prüfgase werden unter Leitung eines Facharztes oder Fachwissenschaftlers der Medizin mit entsprechender, aufgabenspezifischer Qualifikation angewandt. Dieser Leiter trägt die volle Verantwortung für die Einhaltung der Standardvorschrift, die Qualitätssicherung und die Interpretation der Prüfergebnisse. Er legt in einer Arbeitsanweisung fest:

a) Notwendige Ergänzungen zur Standardvorschrift, die sich für die Vorbereitung und Einstellung der Gerätekombinationen oder die Ausführung der Bestimmungen auf Grund spezieller Bedingungen der verwendeten Geräte ergeben können,
b) Maßnahmen zur Sicherung der Probenidentifikation (Patient, Zeit), der Protokollierung, der Befundübermittlung und -dokumentation, der Aseptik und Desinfektion, der Wartung sowie des Arbeits-, Gesundheits- und Brandschutzes [19],
c) den Personenkreis, der zur eigenverantwortlichen Durchführung der Prüfmethoden berechtigt ist.

1.3. Grundlagen der Standardmethoden

1.3.1. Physikalisch-chemische Grundlagen

Ausgehend von den Kenntnissen der Physik und Chemie wurden in der Zeit von 1908 bis 1932 die klassischen chemischen Methoden zum Nachweis von Sauerstoff, Kohlendioxid und weiterer Gase in der Luft und in Flüssigkeiten entwickelt und nachfolgend für die spezifische und quantitative Bestimmung von Sauerstoff und Kohlendioxid im Serum, Vollblut und anderen Körperflüssigkeiten optimiert [3, 9, 10]. Wegen der spezifischen chemischen Bindungsreaktion haben diese klassischen chemischen Methoden bis heute ihren Stellenwert als Referenzmethoden behalten. Mit der Entwicklung der Tonometriertechnik zur standardgerechten Äquilibration von Blutproben und anderen Biosubstraten mit bekannten Sauerstoff- und Kohlendioxidpartialdrücken bei voller Wasserdampfsättigung und bei Körpertemperatur sowie deren Kombination mit den klassischen Methoden zum Nachweis des Sauerstoffgehaltes und/oder Kohlendioxidgehaltes im Tonometriergas, im Serum und im Blut wurde es möglich, Bilanzuntersuchungen durchzuführen, mit denen die Gültigkeit physikalischer und chemischer Gesetze im biologischen Prüfmaterial in vitro und später auch in vivo (indirekte Kalorimetrie u. a.) nachgewiesen wurde [1—3, 10, 14]. Bereits bei diesen Untersuchungen wurde ein relativ hoher Standardisierungsgrad erreicht, der für den Vergleich mit den und die Übertragbarkeit der physiko-chemischen Standardbedingungen = STPD (standard temperature and pressure, dry) auf Körperbedingungen = BTPS (body temperature and pressure, saturated) unbedingt notwendig war. Nur wenn die STPD-Bedingungen (Temperatur = 0,0 °C, normaler Barometerdruck auf Meeresspiegelhöhe bezogen = 760 mm Hg = 101,33 kPa, Wasserdampfsättigung = 0,0 %, d. h. trockenes Gas) beim analytischen Nachweis des Sauerstoffgehaltes und Kohlendioxidgehaltes erreicht wurden, konnten durch zuverlässige Umrechnungen auf Löslichkeit, Konzentration, molare Reaktionen z. B. der biologischen Oxidation im Organismus unter normalen BTPS-Bedingungen (Temperatur = 37,0 °C, Partialdruck der Gase bei 37,0 °C, Wasserdampfsättigung = 100 %) geschlossen werden. Diese Kenntnisse bestimmten in der nachfolgenden Zeit die gerätetechnisch-methodische Entwicklung mit den übergeordneten Zielen

a) der Durchführung blutgas- und säuren-basen-analytischer Bestimmungen unter BTPS-Bedingungen und
b) Kalibration der Prüfmethoden mit STPD-Bedingungen und weiteren physiko-chemischen Standardanforderungen sicherndem Vergleichsmaterial (Vergleichsgase, Standardpufferlösungen).

Die Einhaltung der BTPS-Bedingungen während der Durchführung der Bestimmungen wurde mit dem Übergang zu den auf physikalischen bzw. elektrometrischen Meßprinzipien beruhenden Mikromethoden zum Qualitätskriterium für jede dieser Methoden. Gleiches gilt für die STPD-Bedingungen für die zur Kalibration verwendeten Vergleichs- und Tonometriergase sowie Standardpufferlösungen [13], die hinsichtlich ihrer Zusammensetzung zugleich eine möglichst gute Näherung an die Ionenstärke des Blutes aufweisen sollen. Durch die Einhaltung dieser Bedingungen wird eine weitgehende Identifikation der Prüfbedingungen und Prüfergebnisse mit den in vivo-Bedingungen der Person erreicht, von der das Prüfmaterial auf Grund der Indikation gewonnen wurde.

Weiterführende Angaben zu den naturwissenschaftlich-technischen Grundlagen erfolgen methodenbezogen in den nachfolgenden Abschnitten und können der grundlegenden Monographie von O. Siggaard-Andersen [10] und weiteren, anwendungsbezogenen Monographien [3, 9, 11, 13, 14, 17] entnommen werden.

Auf die Mikrogasanalyse nach Scholander, deren Ergebnisse eine Voraussetzung für die Anwendung der blutgas- und säuren-basen-analytischen Prüfmethoden und weiterer klinisch-physiologischer Methoden sind, wird in diesem Kapitel nicht weiter eingegangen. Notwendige Angaben können dem Kap. 4.1. entnommen werden.

1.3.2. Methodische Grundlagen und Kriterien der Bestimmung des Sauerstoffpartialdruckes des arteriellen und hyperämisch-kapillären Blutes

Die Bestimmung des Sauerstoffpartialdruckes des arteriellen und hyperämisch-kapillären Blutes wurde mit dem 1962 erreichten meßtechnischen Niveau [4] zur unumstrittenen Methode der Wahl für den objektiven diagnostischen Nachweis oder Ausschluß einer respiratorischen Insuffizienz.

Die erste Methode zur direkten Bestimmung des Sauerstoffpartialdruckes des arteriellen Blutes wurde 1951 von BARTELS [17] publiziert; diese war wegen der verwendeten Quecksilbertropfelektrode jedoch sehr störanfällig. 1953 publizierten CLARK jr. u. Mitarb. [4] eine elektrochemische Makromethode, bei der die Meßkette durch eine gaspermeable Polyethylenmembran vom Prüfmaterial getrennt war und an der eine definitive Spannung anlag. Als Meßkette wurde eine Platinelektrode und eine Silber-Bezugselektrode in Verbindung mit einem Elektrolyten benutzt. Der vom Prüfmaterial zur Platinelektrode diffundierende Sauerstoff wurde an dieser komplett reduziert. Zwischen dem dadurch in der Meßkette fließenden Reduktionsstrom und dem Sauerstoffpartialdruck des Prüfmaterials bestand bei Einhaltung bestimmter Bedingungen eine lineare Beziehung (CLARK-Prinzip). In der nachfolgenden Zeit erwies sich das CLARK-Prinzip der potentiometrischen Methode von BARTELS als weit überlegen.

Die von CLARK jr. publizierte Methode wurde vielfach ohne generelle Änderung des Meßprinzips modifiziert. Alle Modifikationen, bei denen zur Herstellung der Meßkammer und/oder der Platinelektrode Plastmaterialien verwendet wurden, erwiesen sich wegen des geringen Diffusionswiderstandes an der Grenzschicht und der hohen Sauerstofflöslichkeit im Plastmaterial als ungünstig bis unbrauchbar. Im Gegensatz dazu wurden bei Verwendung von Glas zur Herstellung der Meßkette und Meßkammer wegen des hohen Diffusionswiderstandes der Grenzschicht und der geringen Sauerstofflöslichkeit im Glas sehr günstige Bedingungen erzielt. Aus Metall hergestellte Meßkammern nehmen in dieser Beziehung eine Mittelstellung zwischen Plastmaterialien und Glas ein.

Die erste diagnostischen Belangen genügende Methode wurde 1960 von GLEICHMANN und LÜBBERS [6] publiziert. Bei dieser nach dem CLARK-Prinzip modifizierten Makromethode wurde eine teflonüberzogene Platin-Ganzglaselektrode und eine Silber-Silberchlorid-Bezugselektrode benutzt, bei der der Diffusionsweg von der Kontaktfläche zwischen Prüfmaterial und Teflonmembran bis zur Oberfläche der Platinelektrode durch eine zwischen der Teflonmembran und Platinelektrode befindlichen Zellophanmembran stabilisiert wurde. Die Meßkammer und das Gehäuse der Meßkette waren aus Glas hergestellt. Diese Methode wurde 1962 von THEWS [5] zur Mikromethode bei Beibehaltung des von GLEICHMANN und LÜBBERS realisierten, optimalen Meßverfahrens weiterentwickelt. Damit war erstmals die diagnostisch außerordentlich bedeutungsvolle Möglichkeit geschaffen worden, auf die bisher notwendige Arterienpunktion zu verzichten und die Bestimmungen unter Verwendung von hyperämisch-kapillären Blutproben als Prüfmaterial durchzuführen.

Die Übereinstimmung der Prüfergebnisse von arteriellen Blutproben und hyperämisch-kapillären Blutproben wurde durch systematische Vergleichsuntersuchungen von ULMER und REICHEL [7] sowie von THIELE und ANDERS [8] gesichert.

Eine Methode zur Bestimmung des arteriellen Sauerstoffpartialdruckes, die dem internationalen Entwicklungsstand voll entspricht, muß folgenden Kriterien und Anforderungen entsprechen:

- Das Probevolumen für eine Einzelbestimmung muß kleiner als 30 Mikroliter sein.
- Die nach dem CLARK-Prinzip arbeitende Meßkette muß eine untere Nachweisgrenze von minimal 0,1 kPa haben und mit ihrer Platinelektrode oben oder seitlich in der Mikromeßkammer plaziert sein.
- Die Mikromeßkammer muß eine Sichtkontrolle auf vollständige, luftblasenfreie Kammerfüllung ermöglichen.
- Das Material der Meßkette und Mikromeßkammer darf innerhalb von 5 min keine meßwertrelevanten Sauerstoffmengen aufnehmen.
- Die Temperierung der Mikromeßkammer sowie der Temperier- und Anfeuchtflaschen der Tonometriergase muß den Bereich von 37 °C ± 0,2 K einhalten.
- Das Probevolumen muß während der Bestimmung zur Vermeidung von Sauerstoffpartialdruckgradienten zwischen oxigeniertem Hämoglobin und der Membran ohne Manipulation des Untersuchers bewegt werden.
- Das Präparationsverfahren der Meßkette mit der gaspermeablen Membran und deren Plazierung in der Mikromeßkammer muß so sicher gestaltet sein, daß der Diffusionsweg von der Membran zur Platinelektrode bei Druckschwankungen in der Kammer bis zu 35 kPa konstant bleibt und keine Luft über die Elektrolytflüssigkeit die Platinelektrode erreichen kann.
- Der Verstärker muß die Meßkettenspannung im Rückkopplungsverfahren wahlweise im Bereich von 600 bis 700 mV konstant halten und den Reduktionsstrom linear verstärken bzw. wandeln, ohne daß die untere Nachweisgrenze von 0,1 kPa limitiert wird. Der Meßwert sollte möglichst digital angezeigt und ausgedruckt werden können.
- Zur Gerätekombination muß wegen der inkonstanten Meßwertdifferenzen zwischen strömendem Gas und Blutgaswerten ein Mikrotonometer für die Ermittlung der Blutgasbezugswerte gehören.
- Die Durchführung der Bestimmungen sowie das Präparationsverfahren der Meßkette u. a. Wartungsmaßnahmen müssen bedienfreundlich gestaltet sein.

Die Kenntnis dieser Anforderungen und Kriterien ist für den verantwortlichen Laborarzt bzw. Fachwissenschaftler deshalb wichtig, weil die Verwendung von Importgeräten verschiedener Herstellerfirmen bei Einhaltung der Standardvorschrift zulässig ist und die apparativ-technische Weiterentwicklung vor der Überarbeitung und Neufassung der Standardvorschriften eintritt. Diese Kenntnis ist für den Laborleiter auch insbesondere für die Beratung klinisch tätiger Ärzte zur Beurteilung der Zuverlässigkeit der automatisierten Blutgas- und säuren-basen-analytischen Verfahren von Bedeutung, da durch diese ohne spezielle Qualitätskontrollmaßnahmen die Kriterien der Standardvorschrift in der Regel nicht eingehalten werden.

1.3.3. Methodische Grundlagen und Kriterien der Bestimmung des Säuren-Basen-Gleichgewichtes des arteriellen und hyperämisch-kapillären Blutes

Mit dem Nachweis der Gültigkeit der HENDERSON-HASSELBALCH-Gleichung [12] für die Abhängigkeit des arteriellen pH-Wertes vom biologisch wichtigsten Hydrogencarbonat-Kohlensäure-Puffersystem im Serum und im Vollblut [3, 4, 6] wurden die erkenntnistheoretischen und ersten methodologischen Grundlagen für die diagnostische Prüfung des

Säuren-Basen-Gleichgewichtes der Körperflüssigkeiten geschaffen. Die klassische Methodik basierte auf der Kombination der Bestimmung des Kohlendioxidgehaltes des Serums oder Blutes mit der VAN SLYKE-Methode [3] und die Äquilibration des Prüfmaterials mit mehreren Gasen mit bekanntem Kohlendioxidpartialdruck mittels Tonometriertechnik [10]. Mit dieser Methodik konnte die Kohlendioxid-Äquilibrationskurve des Serums und des Blutes bestimmt und gleichzeitig nachgewiesen werden, daß diese im physiologischen und pathophysiologisch-diagnostisch relevanten Bereich mit einem Kohlendioxidpartialdruck von 1,33 kPa bis 11,0 kPa einen hinreichend linearen Verlauf hat. Durch den Bezug aktueller Prüfergebnisse auf die Kohlendioxid-Äquilibrationsgerade konnte der aktuelle Kohlendioxidpartialdruck ermittelt, über weitere Modifikationen des Lösungsweges der aktuelle pH-Wert des Serums und Blutes berechnet werden.
Alle weiteren methodischen Fortschritte bis zur Gegenwart basieren letztendlich auf dem Prinzip dieses Lösungsweges mit der HENDERSON-HASSELBALCH-Gleichung [1, 2] über die Kohlendioxid-Äquilibrationsgerade, entweder indem diese im Prüfmaterial patientenidentifikationsgerecht bestimmt wird, wie bei der Standardmethode angewandt, oder indem diese bei den Kalkulationen vorausgesetzt wird.
Die relativ hohen Anforderungen und Aufwendungen der VAN SLYKE-Methode mit einem Bedarf von mehreren Millilitern Blut, welches nur durch Arterienpunktion gewonnen werden konnte, führten dazu, daß säuren-basen-analytische Untersuchungen fast nur für wissenschaftliche Untersuchungen durchgeführt oder von wenigen lungenfunktionsdiagnostischen Laboratorien angewandt wurden. In großen Laboratorien beschränkte man sich auf die groborientierende Bestimmung der Hydrogencarbonatkonzentration des Serums (sog. Alkalireserve), um wenigstens eine Minimalinformation für die Pufferbasenkapazität des Blutes zu erhalten.
Die meßtechnischen Fortschritte auf dem Gebiet der elektrometrischen pH-Messung ermöglichten es erstmalig, den bis dahin aus den analytischen Daten nur berechenbaren aktuellen pH-Wert des Serums und Blutes direkt zu messen [6, 9, 10, 17]. Von der skandinavischen Arbeitsgruppe unter ASTRUP [15] und SIGGAARD-ANDERSEN [10] wurde zunächst eine Makromethode entwickelt, bei der die pH-Messung des anaerob gewonnenen, arteriellen Blutes mit der Tonometriertechnik und anschließenden pH-Messung in zwei bei differenten Kohlendioxidpartialdrücken äquilibrierten Blutproben kombiniert war. Mit dieser Methode konnte die Kohlendioxid-Äquilibrationskurve des Prüfmaterials gegenüber dem klassischen Verfahren mit weitaus höherer Zuverlässigkeit und höherer analytischer Empfindlichkeit bestimmt werden. Dieser methodische Fortschritt ermöglichte weiterführende systematisch experimentelle Studien, durch deren Ergebnisse das Pufferbasenkonzept des Blutes vom Hydrogencarbonat-Kohlensäure-System auf die analytische Erfassung der totalen Pufferbasen des Blutes (TPB^-, totale Pufferkapazität) ausgedehnt werden konnte. Weitere experimentelle Untersuchungen lieferten die sogenannten Basenüberschuß (BÜ)-Parameter mit höherem Informationsgehalt und größerer Anwenderfreundlichkeit in der klinischen Diagnostik [9—11, 14]. Dieser analytische Fortschritt in Verbindung mit der bald darauf erfolgenden Weiterentwicklung zur Mikromethode war der entscheidende Schritt für die schnelle Einführung der säuren-basen-analytischen Prüfmethode in die diagnostische Praxis.
Die diagnostisch erforderlichen Parameter des arteriellen Blutes, aktueller pH_a-Wert, aktueller Kohlendioxidpartialdruck und Basenüberschuß, können ohne Arterienpunktion in aus dem Ohrläppchen entnommenen hyperämisch-kapillären Blutproben mit ausreichender Zuverlässigkeit bestimmt werden und enthalten alle Informationen, die für eine

spezifische und quantitative Beurteilung der Störungen des Säuren-Basen-Gleichgewichtes notwendig sind.
Durch systematische Vergleichsuntersuchungen konnten ULMER und REICHEL [7], THIELE und ANDERS [8] und weitere Autoren (Lit. siehe bei [9, 10, 12]) nachweisen, daß die Prüfergebnisse aus zeitgleich gewonnenen arteriellen und hyperämisch-kapillären Blutproben bei korrekter Einhaltung der Anforderungen an die Gewinnung des Prüfmaterials übereinstimmen.
Eine für diagnostische Belange dem internationalen Entwicklungsstand entsprechende Methode zur Bestimmung des Säuren-Basen-Gleichgewichtes im arteriellen oder hyperämisch-kapillären Blut muß folgenden Kriterien und Anforderungen entsprechen:

- Probevolumen für die Einzelbestimmung des aktuellen pH_a-Wertes kleiner als 30 Mikroliter;
- Blut-pH-Glaselektrodenmeßkette mit einer analytischen Nachweisempfindlichkeit von minimal 0,01 pH-Einheiten, ohne Alkalifehler im Bereich bis 8,0 pH-Einheiten, Möglichkeit der Temperaturkontrolle in Nähe der Elektrolytbrücke und der Sichtkontrolle auf luftblasenfreie und vollständige Füllung, keine Verbindung zur Elektrolytbrücke außerhalb der Messungen;
- bei mechanischem Probentransport keine Verwendung von Plast oder Metall für die Zuführungswege (CO_2-Verlust);
- zuverlässige Temperierung der Meßkette und des Mikrotonometers im Bereich von 37 °C ± 0,2 K (Minimalforderung);
- pH-Meßwertverstärker mit Digitalanzeige und Ausdruckmöglichkeit;
- Mikrotonometer mit konstant einstellbarer Gasströmung (Feinregulierung) und Fritten, die über kleinlumige Gasblasen die Temperierung und volle Wasserdampfsättigung während der Durchströmungszeit sichern sowie über einen Abscheider (Wasserfalle) den Übertritt von Wasser in die Kammern sicher ausschließen; mechanische Auslegung der Probenmischung, die einer Hämolyse entgegenwirkt bei gleichzeitig möglichst großer Oberfläche; kammer- und frittennahe Möglichkeit der Temperaturkontrolle;
- Präzision und Richtigkeit der Tonometriergase entsprechend den Anforderungen der Standardmethodik „Mikrogasanalyse nach SCHOLANDER";
- Anforderungsgerechte Verwendung von Standardpufferlösungen D und E.

Die Standardmethode entspricht im wesentlichen der von ASTRUP [15] und SIGGAARD-ANDERSEN [10] publizierten Mikromethode. Gemessen an den vorhergenannten Kriterien und Anforderungen waren bei der Ausarbeitung einige Kompromisse unvermeidbar, die jedoch bei Einhaltung der Anforderungen der Standardvorschrift die Zuverlässigkeit der Prüfergebnisse nicht beeinträchtigen, wie durch umfangreiche experimentelle Untersuchungen bei der Erprobung gesichert werden konnte.
Die Kenntnis der genannten Anforderungen und Kriterien benötigt der verantwortliche Laborarzt bzw. Fachwissenschaftler für die Nutzung von zugelassenen Importgeräten und wegen der gerätetechnischen Weiterentwicklungen, die immer erst zu einem späteren Zeitpunkt bei Überarbeitung der Standardmethode Berücksichtigung finden können. Die Kenntnisse sind gleichermaßen von Bedeutung für die Beratung klinischer Ärzte hinsichtlich der Zuverlässigkeit von Prüfergebnissen automatisierter säuren-basen-analytischer Methoden, da diese ohne spezielle Qualitätssicherungsmaßnahmen den Anforderungen der Standardvorschrift nicht entsprechen.

1.4. Parameter- und Methodenwahl

Bei der Parameterwahl waren Zuverlässigkeitskriterien und Aufwandkriterien zu berücksichtigen, um die Effektivität der Standardisierungsarbeiten zu sichern. Für die blutgas- und säuren-basen-analytischen Prüfmethoden waren bei der Parameterwahl die Kriterien Identitätssicherung, präanalytische Bedingungen, Probenbedarf (Mikromethodik), Kontrollmaterial, Vergleichsmaterial (Kalibration) und Repräsentanz der Einzelprobe (Homogenität, zeitunabhängige Verteilung, Biorhythmik, präanalytischer Fehler) wegen gleicher Anforderungen keine Auswahlkriterien. Nach den Kriterien analytische Präzision, Richtigkeit sowie analytische und diagnostische Spezifität war die Parameterwahl eindeutig zugunsten des Sauerstoffpartialdruckes (gegen die HbO_2-Bestimmung) und den Säuren-Basen-Parametern Kohlendioxidpartialdruck, pH- und Basenüberschußwert zu entscheiden.
Hinsichtlich der zu wählenden Prüfmethode gab es bei Berücksichtigung der bereits angeführten Kriterien und Anforderungen, abgeleitet vom internationalen Entwicklungsstand, keine Alternative zur gewählten Methode für die Bestimmung des Sauerstoffpartialdruckes und des pH_a-Wertes.
Alternativ zu entscheiden war die Prüfmethode zur Bestimmung des Kohlendioxidpartialdruckes und indirekt des Basenüberschußwertes, der in jedem Fall rechnerisch oder graphisch über die pH- und PCO_2-Prüfergebnisse ermittelt wird. Der Kohlendioxidpartialdruck kann mit einer PCO_2-Elektrode (modifizierten pH-Elektrode) im Prüfmaterial gemessen werden [9, 10], womit diese Prüfmethode eine Alternative zur Tonometriertechnik darstellt. Abgesehen vom Kriterium Verfügbarkeit, nach dem vom Angebot aus der DDR-Produktion zugunsten der Tonometriertechnik zu entscheiden war, ergaben Erprobungen und systematische Vergleichsuntersuchungen eine beachtlich geringere Zuverlässigkeit der PCO_2-Elektrode. Deren Prüfergebnisse hatten eine signifikant schlechtere Präzision, die Störanfälligkeit war beachtlich höher und wegen der häufig vorhandenen Elektrodendrift der Zeitaufwand für die Kalibration oft in der gleichen Größenordnung wie der Gesamtzeitaufwand der Tonometriertechnik. Damit war eindeutig zugunsten der Tonometriertechnik für die Bestimmung des Kohlendioxidpartialdruckes und des Basenüberschusses zu entscheiden.
Nach dem Kriterium aktuelle Verfügbarkeit war eindeutig zugunsten einer automatisierten Prüfmethode, nach den Kriterien Beschaffungs-, Abschreibungs- und Materialkosten (auch bei Verfügbarkeit aus der DDR-Produktion) sowie Stabilität der Meßmittel eindeutig gegen diese zu entscheiden, während Qualifikation, Personalkosten und Bearbeiterstabilität eine Entscheidung nicht ermöglichten.
Bisher vorliegende Vergleichsuntersuchungen an 3 Automaten ergaben, daß eine mehr als 2fach schlechtere Präzision und eine signifikant höhere Zahl grob fehlerhafte Prüfergebnisse (teilweise ohne spezielle Maßnahmen nicht erkennbar) bei den mit Automaten bestimmten Parametern im Vergleich zur Standardmethode in Rechnung zu stellen sind. Deshalb mußte in der Standardvorschrift ausgewiesen werden, daß solche Prüfergebnisse als nicht standardgerecht zu kennzeichnen sind. Es ist Aufgabe weiterer Standardisierungsarbeiten, durch ergänzende, qualitätssichernde Maßnahmen die Zuverlässigkeit der mit Automaten gewonnenen Prüfergebnisse soweit zu erhöhen, daß auf deren Grundlage eine weitere Standardmethode für automatisierte Bestimmungen eingeführt werden kann. Gleiches gilt analog für eine Prüfmethode unter Verwendung einer PCO_2-Elektrode.

1.5. Prüfmaterial

1.5.1. Generelle Anforderungen

Die standardgerechte, korrekte Gewinnung von arteriellem oder diesem hinreichend entsprechenden hyperämisch-kapillärem Blut ist für die blutgas- und säuren-basen-analytischen Prüfmethoden eine unabdingbare Voraussetzung. Die Gewinnung, Aufbewahrung und Analyse des Prüfmaterials muß unter weitgehend anaeroben Bedingungen erfolgen. Peripher oder zentral entnommenes venöses Blut oder ungenügend hyperämisiertes Kapillarblut sind als Prüfmaterial völlig ungeeignet. Die Verwendung solcher Proben als Prüfmaterial für die Bestimmung der aktuellen Blutgaspartialdrücke und des aktuellen pH-Wertes kann entgegen vereinzelten Mitteilungen in der Literatur zu groben diagnostischen Fehlentscheidungen mit allen daraus folgenden Konsequenzen führen, für die der zuständige Arzt bzw. Fachwissenschaftler der Medizin die volle Verantwortung trägt. Die Notwendigkeit dieser Anforderungen ergibt sich aus der spezifischen Zielfunktion dieser Prüfmethoden in Verbindung mit der Bedeutung der Lungenfunktion für den Basal- und Energiemetabolismus und die Homöostaseregulation.

Die Lunge realisiert über den alveolär-kapillären Gaswechsel und die Summe ihrer Partialfunktionen die Aufnahme der erforderlichen Sauerstoffmenge für den jeweiligen metabolisch-oxidativen Bedarf sowie die Ausscheidung der metabolisch anfallenden Kohlendioxidmenge einschließlich des diesem entsprechenden Oxidationswassers. Die Lunge ist das auf den Gaswechsel des Organismus zwischen dem konstant zu haltendem inneren Milieu und der Umwelt und die respiratorische Homöostaseregulation spezialisierte Organ. Ihre Funktionen sichern die Aufrechterhaltung des arteriellen Partialdruckniveaus, das für die biologisch-oxidative Energiegewinnung notwendige Sauerstoffpartialdruckgefälle bis zur intrazellulären Flüssigkeit bzw. zu den Mitochondrien und das für die Kohlendioxidelimination erforderliche Partialdruckgefälle bis zur Gasphase in den Alveolen. Durch die Alveolarventilation wird das Niveau des arteriellen Kohlendioxidpartialdruckes und über diesen das Säuren-Basen-Gleichgewicht bzw. die Konstanthaltung der homöostatisch wichtigen, biologisch aktiven Wasserstoffionenkonzentration respiratorisch geregelt.

Durch die ständig wechselnden und quantitativ differenten metabolischen, renalen, gastrointestinalen und hämodynamischen Einflüsse im Bereich der terminalen Strombahn der Organe variiert das Niveau der Blutgaspartialdrücke und des Säuren-Basen-Gleichgewichtes des zentralvenösen Blutes über einen großen physiologischen Bereich, der eine Abgrenzung bereits eindeutig pathologischer Prüfergebnisse nicht mehr gestattet. Die physiologische Variation dieser diagnostischen Parameter ist im peripher-venösen Blut hautnaher Venen noch wesentlich größer.

Zieladäquate Informationen über den Respirationszustand hinsichtlich der Sicherung der Sauerstoffbedarfsdeckung und der respiratorischen Homöostaseregulation können folglich nur gewonnen werden, wenn als Prüfmaterial arterielles oder hyperämisch-kapilläres Blut verwendet wird, welches durch die Austauschprozesse in der terminalen Strombahn des Organkreislaufsystems oder durch die ungenügende Einhaltung der anaeroben Analysenbedingungen nicht diagnostisch relevant beeinflußt wurde.

1.5.2. Gewinnung des Prüfmaterials

Da die Anforderungen und die Methodik zur Gewinnung des Prüfmaterials für die blutgas- und säuren-basen-analytischen Prüfmethoden identisch sind, erfolgt deren gemeinsame Kommentierung an dieser Stelle.
Die korrekte Gewinnung von hyperämisch-kapillärem Blut ist ein besonders kritischer Abschnitt im Analysengang [9, 10]. Durch spezielle Untersuchungen konnte nachgewiesen werden, daß der bei der Gewinnung des Prüfmaterials auftretende präanalytische Fehler mit etwa 40 % am gesamtmethodischen Fehler beteiligt ist, während etwa 30 % auf die nicht eliminierbare interindividuelle biologische Variation und gleichermaßen nur etwa 30 % auf den analytischen Fehler entfallen.
Deshalb müssen die nachfolgend aufgeführten Kriterien der Gewinnung von hyperämisch-kapillärem Blut als Prüfmaterial unbedingt eingehalten werden:

— Bei Erwachsenen darf nur das Ohrläppchen als Entnahmeort gewählt werden.
— Ausreichende Hyperämie vor der Gewinnung, die nach vorliegenden Vergleichsuntersuchungen bisher nur mit Finalgon forte®-Salbe herbeigeführt werden kann, wenn nicht ein mehrfacher Arbeitszeitaufwand resultieren soll.
— Gleichmäßige Atmung des Patienten bei der Gewinnung des Prüfmaterials.
— Gewinnung ohne Drücken und Quetschen, was nur bei hinreichend tiefem Lanzettenstich und Verwendung von Heparin möglich ist. Verwerfen des 1. Bluttropfens.
— Schnelle luftblasenfreie Füllung der Kapillaren und sofortiges Verschließen, anschließend mehrfach mischen.

Nach langjährigen Erfahrungen ist es zur Qualitätssicherung von wesentlichem Vorteil, wenn die Gewinnung des Prüfmaterials von 2 Personen vorgenommen wird, von denen mindestens eine Person über mehrmonatige Erfahrungen verfügen sollte.
Bei allen Erkrankungen mit venösem Rückstau (kardiale Dekompensation!) und Arteriolenspasmus (Urämie!) ist in der Regel eine ausreichende Hyperämie nicht zu erzielen. Deshalb muß in solchen Fällen das Prüfmaterial durch Arterienpunktion unter anaeroben Bedingungen und gleichmäßiger Atmung des Patienten gewonnen werden, über welche der die Arterienpunktion ausführende Arzt seitens der verantwortlichen Labormitarbeiter speziell informiert werden muß. Das ist deshalb von außerordentlicher Bedeutung, weil die Differenz zwischen den Zweifachbestimmungen in diesem Fall kein qualitätssicherndes Kriterium ist.

1.5.3. Lagerung und Probenüberführung

Wird das Prüfmaterial zwischenzeitlich aufbewahrt, sind die Lagerungsbedingungen und die zulässige Lagerdauer unbedingt zu beachten, weil sonst mit diagnostisch relevanten Änderungen in einer kaum schätzbaren Größenordnung gerechnet werden muß.
Zur Ermittlung der zulässigen Zeit zwischen der Gewinnung des Prüfmaterials und der Beendigung der Bestimmungen wurden aus vordem tonometrierten Blutproben [17] 30 bis 45 Kapillaren schnell gefüllt und verschlossen. Von diesen wurde der Ausgangswert 5fach bestimmt und die Zeit notiert. Nachfolgend wurden in Zeitintervallen von etwa 15 min Dreifachbestimmungen über eine Dauer bis zu 3 h durchgeführt. Zwischenzeitlich war das Prüfmaterial standardgerecht gelagert. Die Ausgangswerte des Prüfmaterials umfaßten alle diagnostisch relevanten Bereiche. Aus den Ergebnissen von insgesamt 28 Serien wurden für

die Zeitintervalle $\bar{x}$, s_E und s% errechnet und hinsichtlich ihrer Abweichungen vom Ausgangswert auf Signifikanz geprüft. Nach diesen Ergebnissen kam es zu Abweichungen vom Ausgangswert, die nach 60 min ohne Ausnahme kleiner 1%, nach 90 min mit Ausnahme des um 1,4% angestiegenen Kohlendioxidpartialdruckes bis zu 1% betrugen und nach 120 min folgende Werte erreichten:

Sauerstoffpartialdruck	−2,1%
Kohlendioxidpartialdruck	+2,8%
Basenüberschuß	−3,2%
aktueller pH_a	−0,3%.

Regressionsanalytisch wurde nachgewiesen, daß bis zur 90. Minute ein horizontaler Verlauf vorliegt, der ab der 115. Minute in einen exponentiellen Verlauf übergeht. Nach diesen Ergebnissen ist die in der Standardvorschrift mit bis zu 2 h angegebene Zeittoleranz im Interesse einer rationellen Laborarbeit ohne diagnostisch relevante Zuverlässigkeitsminderung gerechtfertigt.

Bei der Probenüberführung sind vorheriges Mischen des Prüfmaterials, schnelles Arbeiten zur Einhaltung anaerober Bedingungen und die luftblasenfreie Überführung des Prüfmaterials wichtig.

1.5.4. Fehlerquellen

Nachfolgend wurden die wichtigsten präanalytischen Fehlerquellen gegliedert nach Fehlern sowie deren Folgen und Ursachen zusammengestellt.

Fehler — Folge	Ursache
1. Beimischung von venösem Blut, Gewebsflüssigkeit oder Heparinlösung — $PaO_2\downarrow$, $PaCO_2\uparrow$ $pH_a\downarrow$	Unzureichende Hyperämie, Quetschen, Drücken, 1. Tropfen nicht verworfen, Heparinlösung
2. Luftkontakt — $PaO_2\uparrow$, $PaCO_2\downarrow$ $pH_a\uparrow$	Zu langsames oder unkorrektes Arbeiten, ungenügender Verschluß der Kapillaren
3. Hyperventilation des Patienten — $PaO_2\uparrow$, $PaCO_2\downarrow$ $pH_a\uparrow$ Hypoventilation bis Apnoe des Patienten — $PaO_2\downarrow$, $PaCO_2\uparrow$ $pH_a\downarrow$	Mangelhafte Beobachtung und psychische Beeinflussung des Patienten, Zeitdruck, ungünstige Umgebungsbedingungen
4. Informationsmangel — BÜ$\downarrow$, $pH_a\downarrow$	Leukozytose

Bei einer Leukozytose von mehr als 12000 Leukozyten je Mikroliter Blut muß die Analyse sofort durchgeführt werden, da die Leukozytenglykolyse auch bei niedrigen Temperaturen ungenügend gehemmt wird. Bei Werten über 30000 Leukozyten je Mikroliter Blut muß die Messung der aktuellen pH-Werte innerhalb von 5 min (Patient muß zur Blutentnahme

ins Labor!) erfolgen, da sonst ein systematischer Fehler (pH-Abfall unbekannter Größenordnung) auftritt. Die Messung der pH-Werte des tonometrierten Blutes ist im letzteren Falle unvermeidbar mit einem Fehler von —0,01 bis —0,03 pH-Einheiten belastet.
Generell ist in Rechnung zu stellen, daß der glykolysebedingte Fehler sich bei größerer Zeitdifferenz zwischen Blutentnahme und Messung, Hypoxämie und Temperaturerhöhung erhöht. Die Anwendung von Natriumfluorid zur Glykolysehemmung ist bei der elektrochemischen pH-Messung nicht gestattet.

Literatur

[1] HENDERSON, L. J.: Am. J. Physiol. **21** (1908), 427; Erg. Physiol. **8** (1909), 254.
[2] HASSELBALCH, K. A.: Biochem. Zbl. **78** (1917), 112.
[3] PETERS, J. P. and D. D. VAN SLYKE: Quantitative Clinical Chemistry, II. Methods. Baltimore: Williams & Wilkins Company, 1932.
[4] CLARK, L. G. jr., R. WOLF, D. GRANGER and Z. TAYLOR: J. appl. Physiol. **6** (1953), 189.
[5] THEWS, G.: Pflügers Arch. ges. Physiol. **276** (1962), 89.
[6] GLEICHMANN, U. und D. W. LÜBBERS: Pflügers Arch. ges. Physiol. **27** (1960), 431.
[7] ULMER, W. T. und G. REICHEL: Med. thor. **20** (1963), 235.
[8] THIELE, W. und G. ANDERS: Verh. Dtsch. Gesell. exp. Med., Bd. 21, S. 108.
THIELE, W.: Analyse des Säuren-Basen-Gleichgewichts, in H. DUTZ: Nierendiagnostik. Jena: VEB Gustav Fischer Verlag, 1967.
[9] GAMBINO, S. R., P. ASTRUP, R. G. BATES, E. J. M. CAMPBELL, F. P. CHINARD, G. G. NAHAS, O. SIGGAARD-ANDERSEN and R. W. WINTERS: Report of the ad hoc committee on methodology. Ann. New York Acad. Sci. **133** (1966), 259.
[10] SIGGAARD-ANDERSEN, O.: The pH, log PCO_2 blood acid-base nomogram revised. Scand. J. Clin. Lab. Invest. 14: 598, 1962;
Blood acid-base alignment nomogram. Scales for pH, PCO_2, base excess of whole blood of different hemoglobin concentrations, plasma bicarbonate, and plasma total-CO_2. Scand. J. Clin. Lab. Invest. 15: 211, 1963. — The Acid-Base Status of the Blood. Copenhagen; Munksgaard 1976, 4. Ed.
[11] WINTERS, R. W., K. ENGEL and R. B. DELL: Acid base physiology in Medicine. London Company of Cleveland and Radiometer A/S of Copenhagen, II. Ed., 1969.
[12] WEISBROT, I. M., L. S. JAMES, C. E. PRINCE, D. A. HOLADAY and APGAR, V.: Acid-base homeostasis of the newborn infant during the first 24 hours of life. J. Pediat. 52: 395, 1958
[13] BATES, R. C.: Determination of pH. Theory and Practice. New York: John Wiley & Sons 1964.
[14] ROBINSON, J. R.: Fundamentals of acid-base regulation. Oxford: Verlag Blackwell, 1965, II. Ed.
[15] ASTRUP, P.: Ultra-micro-method for determination of pH, PCO_2 and standard bicarbonate in capillar blood, in R. F. WOOLMER and J. PARKINSON: A symposion on pH blood measurement. London: Verlag Churchill, 1959.
[16] MATTHYS, H.: Clinical Respiratory Physiology — SI working document. Biberach a. d. Riss: K. Thomae GmbH, 1978.
[17] BARTELS, H., E. BÜCHERL, C. W. HERTZ, G. RODEWALD, M. SCHWAB: Lungenfunktionsprüfungen. Berlin: Verlag Springer, 1959.
[18] WILFERT, R.: Konstruktion und Bau einer Proben-Pendel-Vorrichtung zur Komplettierung des Biologischen Mikroanalysators/Fa. Radelkis, Budapest. Ingenieur-/Fachschul-Abschlußarbeit, Ingenieurschule für Wissenschaftlichen Gerätebau „Carl Zeiss“ — Unterwellenborn, Jena, 1977.
[19] RUDLOFF, M. und I. WILHELM: Grundwissen zum Erwerb des Befähigungsnachweises im Gesundheits- und Arbeitsschutz sowie im Brandschutz. Berlin: Tribüne Verlag, 1981.

2. Kommentar zur Standardmethode: Bestimmung des Sauerstoffpartialdruckes des arteriellen Blutes

2.1. Prinzip

Die Bestimmung des Sauerstoffpartialdruckes des arteriellen oder hyperämisch-kapillären Blutes erfolgt elektrometrisch nach einer für Blutproben optimierten Modifikation des CLARK-Prinzips [1]. Dabei wird eine Meßkette verwendet, die aus einer Platinelektrode, einer Kaliumchloridlösung mit Silberchloridzusatz und einer Silber-Silberchlorid-Bezugselektrode besteht. An der Meßkette liegt eine, im Bereich von 0,6 bis 0,7 V wählbare, konstante Spannung an. Die Meßkette befindet sich in einer bei 37 °C ± 0,2 K thermostatierten Mikromeßkammer und ist vom Prüfmaterial durch eine für Gase permeable, für Flüssigkeiten, Ionen und Partikel inpermeable Membran getrennt.

Bei der Bestimmung diffundiert der Sauerstoff aus dem Prüfmaterial durch die Membran zur Platinelektrode (Kathode) und wird an deren Oberfläche komplett reduziert. Der in der Meßkette dabei entstehende Reduktionsstrom wird mit einem geeigneten Verstärker gemessen. Die Menge des zur Platinelektrode diffundierenden Sauerstoffes ist nur vom Sauerstoffpartialdruck des Prüfmaterials abhängig, da dieser wegen der in Relation zur Diffusionsgeschwindigkeit vielfach schnelleren und kompletten Reduktion an der Platinoberfläche stets gegen Null diffundiert. Damit sind die Menge des an der Platinelektrode reduzierten Sauerstoffes und folglich die Größe des Reduktionsstromes nur vom Sauerstoffpartialdruck des Prüfmaterials abhängig.

Bei konstanter Temperatur, konstanter Meßkettenspannung und konstantem Diffusionsweg besteht eine lineare Beziehung zwischen dem Sauerstoffpartialdruck des Prüfmaterials und dem gemessenen Reduktionsstrom bzw. dem am Verstärker angezeigten Wert. Linearität liegt für den diagnostisch relevanten Bereich von 0 bis 20,0 kPa vor. Für den Bereich von 20,0 bis 80,0 kPa besteht bei adaptierter Meßkettenspannung ebenfalls Linearität.

2.2. Brauchbarkeit

In Abhängigkeit von den Indikationen zur Sauerstoffpartialdruckbestimmung und dessen biologischer Variation sind Differenzen zwischen dem Prüfergebnis und dem realen Wert von kleiner 0,20 kPa auch für hohe Ansprüche bei präventiv-frühdiagnostischen und gutachterlichen Untersuchungen diagnostisch irrelevant. Die analytische Empfindlichkeit des Prüfverfahrens liegt in Abhängigkeit vom Präparationszustand der Elektrode zwischen 0,10 und 0,13 kPa. Das vorgeschlagene Prüfverfahren erfüllt alle Anforderungen an eine Mikromethode, weist die erforderliche Präzision, Spezifität und Empfindlichkeit auf und hat sich hinsichtlich seiner Brauchbarkeit langjährig bewährt [2—5]. Relativer Nachteil des Prüfverfahrens ist der Zeitaufwand in Relation zum diagnostischen Bedarf [7].

Das Prüfverfahren kann ohne Importe angewandt werden. Die in der DDR hergestellten

Geräte für die Sauerstoffpartialdruckbestimmungen werden jedoch nicht komplett geliefert, so daß der Anwender des Prüfverfahrens zumindest den erforderlichen Zirkulationsthermostaten und das Mikrotonometer gesondert beschaffen muß. Außerdem weist die Mikromeßkammer einige Nachteile auf, von denen insbesondere die höhere Störanfälligkeit wegen der ungünstigen Elektrodenposition zu nennen ist.

2.2.1. Analytische Zuverlässigkeit

2.2.1.1. Präzision und Richtigkeit

Gegenwärtig und in absehbarer Zeit gibt es keinen Lösungsweg für die Bereitstellung von Kontrollmaterial, in dem der Sauerstoffpartialdruck wenigstens über einige Tage konstant ist. Daher sind bei diesem blutgas-analytischen Prüfverfahren die Besonderheiten der Präzisions- und Richtigkeitskontrolle zu beachten. In der Analogie zu anderen Prüfverfahren sind Maßnahmen und Kriterien für Präzision und Richtigkeit der Prüfergebnisse

— die Kontrolle des Reststromes der Meßkette mit Sulfit-Tetraborat-RL, der unter dem entsprechenden Anzeigewert des Verstärkers von 0,56 kPa liegen muß,
— die Kontrolle der Linearität unter Verwendung des Tonometriergases IV,
— die Kontrolle der Stabilität der Elektrode mit Ausschluß einer Meßkettendrift von größer ±0,25 kPa pro 5 min zwischen den Ermittlungen des Kontrollbezugspunktes,
— die Analyse der Tonometriergase III und IV mit der Standardmethode zur „Bestimmung des Kohlendioxid- und Sauerstoffgehaltes in Gasgemischen",
— die Bestimmung der Blutgasbezugswerte zur Ermittlung der bei gleichem Sauerstoffpartialdruck zwischen strömendem Gas und Blut auftretenden, vom Präparationszustand der Elektrode abhängenden Meßwertdifferenzen und deren Elimination bei der Auswertung,
— die Bestimmung und Berücksichtigung der Einstellzeit der Elektrode.

Eine Präzisionskontrolle ist wegen des Fehlens von über mehrere Tage sauerstoffpartialdruckstabilen Kontrollösungen nur als Präzision in Serie und unter Verwendung der Differenzen der Zweifachbestimmungen des Sauerstoffpartialdruckes zeitabhängig möglich.

2.2.1.2. Präzision in Serie

Da der Sauerstoffpartialdruck wegen der Zellatmung nach der Blutabnahme auch bei Aufbewahrung bei einer Temperatur von 4 bis 6 °C zeitabhängig fällt und die korrekte Entnahme von 20 Kapillaren hyperämisch-kapillären Blutes nur ausnahmsweise möglich ist, erfolgt die Prüfung unter Verwendung von durch Arterienpunktion entnommenen Blutes. Das Blut ist entsprechend den Angaben der Standardvorschrift zu gewinnen. Unter Verwendung eines dünnen PVC-Schlauches als Verbindungsstück werden mindestens 20 Glaskapillaren gefüllt und wie üblich verschlossen. Anschließend werden unverzüglich die Bestimmungen des Sauerstoffpartialdruckes im Blut aller Glaskapillaren durchgeführt. Aus den Prüfergebnissen werden $\bar{x}$, s und s% errechnet. Die Bestimmungen sollten innerhalb von 90 min, jedoch unbedingt innerhalb von 120 min durchgeführt werden. Die Bewertung muß unter Beachtung von s% erfolgen. Die Präzision in Serie ist in den diagnostisch relevanten Bereichen oberhalb 10,6 kPa, bei etwa 9,8 kPa und kleiner 9,3 kPa zu prüfen.

Tabelle 1

Zahl der Serien	Prüfergebnisse zur seriellen Präzision		
	$\bar{x}$ (kPa)	s (kPa)	s%
31	11,6 ... 10,8	0,132 ... 0,151	1,22 ... 1,31
34	10,7 ... 9,6	0,119 ... 0,141	1,24 ... 1,32
43	9,5 ... 8,3	0,112 ... 0,128	1,33 ... 1,35

Die vorstehende Tab. 1 informiert über die Präzision in Serie (mit einem n pro Serie größer 20) in Abhängigkeit von $\bar{x}$ des Sauerstoffpartialdruckes für die 3 diagnostisch relevanten Bereiche.

Die angegebene Von-bis-Spanne bezieht sich auf die Differenz zwischen dem jeweils kleinsten und größten Prüfergebnis zwischen den Serien. In Abhängigkeit vom Sauerstoffpartialdruck des verwendeten Arterienblutes fällt der Wert von s in kPa bei Abnahme von $\bar{x}$ in kPa. Am Wert von s% ist jedoch erkennbar, daß die Präzision mit Zunahme der Differenz zwischen dem Sauerstoffpartialdruck der Umgebungsluft von im Mittel 19,9 kPa und dem Sauerstoffpartialdruck des Blutes wegen nicht eliminierbarer Einflüsse gering fällt.

Die Präzision des Prüfverfahrens ist jedoch mit einem s%-Wert von kleiner 1,4 als gut zu bezeichnen.

2.2.1.3. Präzisionskontrolle unter Verwendung der Differenz zwischen den Doppelbestimmungen

Die Grenzen für die R-Kontrollkarten der bisherigen Standardmethode waren aus mehreren systematischen Untersuchungsserien abgeleitet worden. Zur Absicherung der Grenzen für die R-Kontrollkarten wurden 21973 diagnostische Bestimmungen des Sauerstoffpartialdruckes in den Jahren von 1970 bis 1980 ausgewertet, bei denen grobfehlerhafte Prüfergebnisse mit einer Differenz zwischen dem kleinsten und größten Wert der Zweifachbestimmung von größer 0,70 kPa bereits eliminiert waren. Es handelt sich sonst um unausgewähltes diagnostisches Untersuchungsmaterial aller Indikationsbereiche. Aus diesen 21973 Daten wurden berechnet

$$s = \pm 0{,}201 \text{ kPa}; \quad \bar{x} = 9{,}392 \text{ kPa}; \quad s\% = \pm 2{,}14\,\%.$$

Da der diagnostisch relevante Grenzbereich der Referenzwerte im Mittel 0,935 kPa beträgt, kann auch nach diesen Kriterien die Präzision als gut bezeichnet werden.

Differenzierte Berechnungen dieser Daten für monatliche, dreimonatige und jährliche Zeitintervalle ergaben keine signifikanten Differenzen. Im Gegensatz dazu wurden gering signifikante untersuchungsabhängige Differenzen ermittelt. Für diese gilt, daß Personen mit längerer methodischer Erfahrung s%-Werte von 1,8 bis 2,0% und Personen mit nur mehrwöchiger Erfahrung nur s%-Werte von 2,2 bis 3,1% erreichen. Personen, die mit dem Prüfverfahren nur zeitweilig intermittierend arbeiten, erzielen ebenfalls nur s%-Werte von 2,2 bis 2,9%. Weibliche Untersucher erreichten unter vergleichbaren Erfahrungsbedingungen mit s%-Werten von 1,6 bis 1,9% eine signifikant bessere Präzision als männliche Untersucher mit s%-Werten von 1,8 bis 2,7%, was im wesentlichen auf die Reduzierung

des präanalytischen Fehlers bei der Gewinnung des Prüfmaterials durch die bei Frauen bessere Fingerfertigkeit bedingt ist. Die aus diesen Daten errechneten Grenzen für die R-Kontrollkarten bezüglich der Differenzen der Zweifachbestimmungen liegen für 2,8 s bei 0,563 kPa und für 3,6 s bei 0,724 kPa. Der 3,6 s-Wert stimmt mit dem früher zunächst empirisch ermittelten Wert für die maximal zulässige Differenz von 0,7 kPa der Standardvorschrift gut überein.
Von den insgesamt 21973 Differenzen der Zweifachbestimmungen wiesen 231 = 1,05% den Wert von 0,70 kPa auf und 1067 = 4,86% lagen oberhalb der 2,8 s-Grenze von 0,56 kPa, aber unter 0,70 kPa.
Die Präzision des Prüfverfahrens ist nach den gegenwärtigen Kenntnissen als gegeben zu bewerten, wenn

— der Elektrodenreststrom kleiner als 0,55 kPa ist, bei Linearitätsprüfung die Gerade die Ordinate im Bereich von 0,10 bis 0,55 kPa schneidet, die Elektrodendrift ±0,25 kPa pro 5 min nicht überschreitet und die Differenz zwischen kleinstem und größtem Wert der Zweifachbestimmung des Sauerstoffpartialdruckes kleiner 0,71 kPa ist (analytische Voraussetzungen!),
— bei Prüfung der Präzision in Serie Werte von s kleiner 0,165 kPa und s% kleiner 1,45% erzielt werden,
— von 20 aufeinanderfolgenden Bestimmungen nur 2 und von 100 aufeinanderfolgenden Bestimmungen nur 5 eine Differenz der Zweifachbestimmungen aufweisen, die die 2,8 s-Grenze von 0,56 kPa auf der R-Kontrollkarte überschreiten.

Die Präzision in Serie ist bei Verwendung einer neuen Platin-Silber-Silberchlorid-Elektrode, sonst mindestens einmal innerhalb von 3 Monaten zu kontrollieren.

2.2.1.4. Richtigkeit

Sind die Präzisionsanforderungen der „Mikrogasanalyse nach SCHOLANDER“ bei der Bestimmung des Sauerstoffgehaltes der Tonometriergase III und IV erfüllt und Tonometrierfehler ausgeschlossen, dann erfüllen die tonometrierten Blutproben zur Bestimmung der Blutgasbezugswerte die Anforderungen zur Kontrolle der Richtigkeit der Prüfergebnisse, da deren Sauerstoffpartialdruck bekannt und unabhängig von sonstigen Eigenschaften des Blutes ist.
Die Richtigkeit des Prüfverfahrens ist als gegeben zu bewerten, wenn

a) die Meßwerte der Zweifachbestimmungen aus jeder Kammer des Mikrotonometers bei der Bestimmung der Blutgasbezugswerte um weniger als 0,371 kPa voneinander differieren;
b) die Gerade der Blutgasbezugswerte die Ordinate im Bereich von 0,10 bis 0,55 kPa schneidet (analytische Voraussetzungen);
c) die Kontrolle der Mittelwerte von im Referenzbereich gesunder Personen liegenden Prüfergebnissen ergibt, daß diese im Bereich von 11,0 bis 11,9 kPa liegen.
   Zur Mittelwertbildung sind jeweils 10 zeitlich aufeinanderfolgende und oberhalb des altersabhängigen Grenzbereiches liegende Prüfergebnisse zu verwenden. Vor der Mittelwertbildung ist die altersabhängige Differenz zum Lebensalter von 20 Jahren zum Prüfergebnis zu addieren. Diese wird aus dem Lebensalter = a (in Jahren) der mit dem Prüfmaterial identischen Person durch Multiplikation mit dem Wert, des die Alters-

abhängigkeit repräsentierenden Regressionkoeffizienten $b_1 = 0{,}043$ [6] berechnet. Der zur Mittelwertbildung zu verwendende Wert ist folglich gleich dem Prüfergebnis plus $a \cdot 0{,}043$.
Bei Personen mit einem Lebensalter unter 20 Jahren ist das Produkt $a \cdot 0{,}043$ vom Prüfergebnis zu subtrahieren.
Die Festlegung „jeweils 10 zeitlich aufeinanderfolgende ... Prüfergebnisse" ist notwendig, weil in Abhängigkeit von der Zusammensetzung des Untersuchungsgutes und der Indikationsstellung häufiger an mehreren aufeinanderfolgenden Tagen Prüfergebnisse oberhalb des Grenzbereiches nicht vorliegen.
Die Auswertung der erwähnten 21973 Prüfergebnisse mit verschiedenen statistischen Verfahren ergab, daß es beim Verzicht auf die Korrektur des Prüfergebnisses durch zufällige zeitliche Schwankungen des Lebensalters der untersuchten Personen bei Verwendung des o. g. und aus den Referenzwertuntersuchungen abgeleiteten zulässigen Schwankungsbereiches der Mittelwerte zu Fehleinschätzungen kommen kann. Diese konnten durch nachfolgende Kontrolluntersuchungen der Personen, deren Prüfergebnisse zur Mittelwertbildung benutzt wurden, nachgewiesen werden. Würde man als Alternative auf Grund der vorliegenden Ergebnisse einen empirischen Schwankungsbereich für die Mittelwerte berechnen, dann käme man auf einen Bereich von 10,7 bis 12,1 kPa, wodurch die Zuverlässigkeit dieses Verfahrens zur Richtigkeitskontrolle erheblich reduziert wäre;

d) die Häufigkeit von Ausreißern (Differenz der Zweifachbestimmung größer 0,7 kPa) bei 20 aufeinanderfolgenden Bestimmungen kleiner 1, bei 100 aufeinanderfolgenden Bestimmungen kleiner 4 und bei 500 aufeinanderfolgenden Bestimmungen kleiner 9 ist.
Dabei ist zu beachten, daß die analytische Zuverlässigkeit der Methode eine nicht zu vernachlässigende Untersucherabhängigkeit aufweist, was vorwiegend auf eine differente Fingerfertigkeit zurückzuführen ist, die sich insbesondere bei der Größe des präanalytischen Fehlers auswirkt.
Die angeführte Häufigkeit von Ausreißern steigt auf mehr als das Doppelte an, wenn die Gewinnung des Prüfmaterials von Stationspersonal vorgenommen wird, das in der Regel nicht über die erforderliche Qualifikation, Erfahrung und wegen des anderen Unterstellungsverhältnisses u. dgl. nicht über die nötige Kritik verfügt.

2.2.2. Spezifität

2.2.2.1. Analytische Spezifität

Durch umfangreiche Untersuchungen ist die analytische Spezifität der Prüfmethode gesichert worden. Das Prüfergebnis wird durch chemische Substanzen, Medikamente und sonstige Fremdstoffe, durch Veränderungen der Zusammensetzung des Blutes, durch Ionen und durch andere Gase nicht beeinflußt. Es ist bei Einhaltung der Anforderungen der Standardvorschrift nur vom Sauerstoffpartialdruck des Prüfmaterials abhängig.

2.2.2.2. Diagnostische Spezifität

Der Sauerstoffpartialdruck ist als objektiver, spezifischer Parameter für alle respiratorischen Störungen bei gleichzeitiger hoher Empfindlichkeit anerkannt.

Der Abfall des Sauerstoffpartialdruckes in den Grenzbereich ist statistisch in jedem zweiten Fall das erste objektive Kriterium für eine beginnende respiratorische Insuffizienz. Daher sind Prüfergebnisse, deren Wert dem Grenzbereich entsprechen, für die Frühdiagnostik bedeutungsvoll.
Die Größe des Abfalls des Sauerstoffpartialdruckes unterhalb des Grenzbereiches bildet zugleich die Basis für die quantitative Einteilung der respiratorischen Insuffizienz nach Schweregraden.
Die Spezifität des Sauerstoffpartialdruckes bezieht sich nur auf die respiratorische Funktionsminderung und deren Folgen.
Rückschlüsse auf die Ätiopathogenese der respiratorischen Störungen sind aus den Prüfergebnissen nicht möglich.
Hinsichtlich der Spezifität gibt es zwei Einschränkungen. Beim intrakardialen Rechts-Links-Shunt und beim offenen Ductus arteriosus persistens mit Shuntumkehr ist der Abfall des Sauerstoffpartialdruckes weitgehend vom Grad der hämodynamischen Störung abhängig.

2.2.3. Störanfälligkeit

Bei Einhaltung der Anforderungen der Standardvorschrift ist die Störanfälligkeit gering. Bei der in der DDR hergestellten Mikromeßkammer werden Störungen durch die inkomplette Elektrolytfüllung der Platin-Silber-Silberchlorid-Meßkette wegen der ungünstigen vertikalen, mit der Platinelektrode nach oben gerichteten Position der Meßkette in der Mikromeßkammer, häufiger verursacht. Da die Mikromeßkammer nicht aus Glas, sondern aus Metall besteht, kann es bei ungenügender Bewegung der Probe während der Bestimmung zur Meßwertdrift mit der daraus folgenden Präzisionsminderung kommen. Wird die erforderliche Präzision bei Ausschluß der genannten Störfaktoren nicht erreicht, dann ist zunächst die Temperierung der Mikromeßkammer zu kontrollieren.

2.2.4. Aufwand

Die Aufwandanalyse wurde im Zeitraum von 1976 bis 1980 als betriebsökonomische Studie durchgeführt (7) und präzisierte vorhergehende Stichproben aus verschiedenen Laboratorien.

2.2.4.1. Arbeitszeitaufwand

Bei regelmäßiger Anwendung der Prüfmethode sind im Mittel 30 min pro Arbeitstag für den Unterhalt und die Wartung der Methode pro Meßplatz erforderlich. In dieser Zeit ist der Aufwand für eine erneute Präparation der Elektrode enthalten, nicht jedoch die Zeit für die Gasanalysen der verwendeten Tonometriergase.
Die Analysenzeit für eine Zweifachbestimmung des Sauerstoffpartialdruckes liegt bei 15 bis 20 min. Sie fällt auf 10 min pro Zweifachbestimmung, wenn 5 bis 10 Bestimmungen pro Tag durchgeführt werden.
Eine weitere Erhöhung der Zahl der Bestimmungen pro Tag führt zu keiner weiteren Reduzierung des Arbeitszeitaufwandes.

Der präanalytische Zeitaufwand zur Gewinnung des Prüfmaterials liegt bei 10 min unter Laborbedingungen und steigt bei Gewinnung von hyperämisch-kapillärem Blut unter stationären Bedingungen (Wegezeit, Wartezeit bis zum Eintritt der Hyperämie u. dgl.) erheblich an, so daß der präanalytische Zeitaufwand das 2- bis 3fache des analytischen Zeitaufwandes betragen kann. Das ist u. a. auch die entscheidende Ursache für die unter den Erwartungen bleibenden Analysenzahlen beim Einsatz von Blutgasanalysenautomaten, die durch die erhöhte Störanfälligkeit und den erhöhten Wartungsaufwand weiter reduziert werden, bei zugleich erhöhten Kosten pro Analyse.

2.2.4.2. Geräte

Als Geräte werden benötigt:

— Mikromeßkammer mit Meßkette,
— Meßverstärker,
— Mikrotonometer,
— Zirkulationsthermostat und
— Zubehör: Druckgasminderer (Reduzierventile) und möglichst 4 Druckgasbehälter (10 l), Verbindungsschläuche, Thermometer, Kapillaren und gleichdimensionierte PVC-Schläuche, Stahlstifte, Verschlußpaste, Ersatzmeßkette und Präparationshilfsmittel, Lanzetten u. dgl.

Importgeräte der Firmen Eschweiler/BRD, Radiometer/Dänemark und Radelkis/Ungarn können benutzt werden. Mit der thermostatierten Mikromeßkammer der Firma Eschweiler in Ganzglasausführung wurde die höchste analytische Zuverlässigkeit bei geringstem Probevolumen und geringstem Zeitaufwand erzielt.
Möglicherweise erfüllen andere Importgeräte ebenfalls die Anforderungen der Standardvorschrift, jedoch liegen die erforderlichen, systematischen Vergleichsuntersuchungsergebnisse noch nicht vor.

2.2.4.3. Reagenzien und Tonometriergase

An Reagenzien werden benötigt:

Ethanol (96 Vol.-%)	puriss., 2. AB-DDR, TGL 146-145
Ethanol (70 Vol.-%)	2. AB-DDR
Finalgon forte-Salbe®	
Heparin-RL	AB (D.L.)-DDR
Natriumchlorid	puriss.
Sulfit-Tetraborat-RL	AB (D.L.)-DDR
Reinigungslösung (F 905)	
Kaliumchlorid	p. A.
Silberchlorid	p. A.

An Tonometriergasen werden benötigt:

Tonometriergas III
Gasgemisch aus 12,5 Volumenteilen Sauerstoff und 87,5 Volumenteilen Stickstoff.
Der Sauerstoffgehalt des Gasgemisches ist, wie unter „Allgemeine Prüfmethoden, Bestimmung des Kohlendioxid- und Sauerstoffgehaltes in Gasgemischen, Mikrogasanalyse nach SCHOLANDER" angegeben, zu bestimmen, da das vom Hersteller angefertigte Eichzertifikat für die Verwendung des Gasgemisches als Tonometriergas III unzureichend ist.

Tonometriergas IV
Gasgemisch aus 4,5 Volumenteilen Sauerstoff und 95,5 Volumenteilen Stickstoff.
Der Sauerstoffgehalt des Gasgemisches ist, wie unter „Allgemeine Prüfmethoden, Bestimmung des Kohlendioxid- und Sauerstoffgehaltes in Gasgemischen, Mikrogasanalyse nach SCHOLANDER" angegeben zu bestimmen, da das vom Hersteller angefertigte Eichzertifikat für die Verwendung des Gasgemisches als Tonometriergas IV unzureichend ist.

2.2.4.4. Kostenaufwand

Die Beschaffungskosten für die erforderlichen Geräte variieren mit der jeweilig verwendeten Gerätekombination. Die Kosten müssen den Angaben der Hersteller- bzw. Lieferfirmen entnommen werden.
Die Angaben zu den Unterhaltungskosten wurden durch eine Kostenaufwandanalyse der Jahre 1976 bis 1980 ermittelt [7]. Im 5-Jahresmittel betrugen die finanziellen Aufwendungen für die Kostenarten

	$\bar{x}$	± s%
Grundmittelabschreibungen (nur Geräte)	574,— M	(±5,6%)
Arbeitsmittelabschreibungen	170,— M	(±28%)
Laborbedarf	681,— M	(±45%)
gesamt =	1425,— M	(±25%)
Gehaltskosten	2092,— M	(±24%)
insgesamt =	3517,— M	(±24%)

Die Kosten pro Einzelbestimmung betrugen für

Laborbedarf	1,35 M/n	(±26%)
Gehaltskosten	4,35 M/n	(±6,6%)
insgesamt	7,30 M/n	(±6,7%)

Den Angaben ist zu entnehmen, daß

a) die notwendigen personellen finanziellen Aufwendungen bis zu 60% der Gesamtkosten (ohne Anschaffungskosten und ohne Berücksichtigung der Abschreibungskosten für nicht bewegliche Grundmittel) betragen und
b) die personellen finanziellen Aufwendungen pro Einzelbestimmung fast das 4fache der finanziellen Aufwendungen der Kostenart Laborbedarf betragen.

Die Kenntnis dieser Relationen ist von wesentlicher Bedeutung für arbeitsorganisatorische und andere Rationalisierungsmaßnahmen zur Senkung des analysenzahlabhängigen Kostenaufwandes.

2.3. Kommentierung der einzelnen Abschnitte der Standardvorschrift

2.3.1. Vorbereitung der Gerätekombination

Die richtige Temperierung der Gerätekombination, die richtige Wasserfüllung der Temperier- und Anfeuchtflaschen und die richtige Strömungsgeschwindigkeit der Tonometriergase (Vergleichsgase) sind wegen der Einflüsse von Temperatur und Wasserdampfdruck auf die Gas- und Blutgaspartialdrücke nicht nur wesentliche Voraussetzungen für zuverlässige Prüfergebnisse, sondern auch für deren Repräsentanz für in vivo-Bedingungen bei der diagnostischen Bewertung.
Der Einfluß von Temperaturschwankungen auf die Meßkette und das Prüfergebnis beträgt im Mittel ±7% pro ±1,0 °C und erhöht sich wegen der Mitbeeinflussung der Wasserdampfspannung auf einen Gesamtfehler von ±10% pro ±1,0 °C. Bei der nach der Standardvorschrift zulässigen Toleranz von 37 °C ± 0,2 K ist ein temperaturabhängiger Meßfehler des Prüfergebnisses von 2% generell in Rechnung zu stellen, der bezogen auf einen mittleren Grenzbereichswert von 10,4 kPa einem Fehler von ±0,21 kPa entspricht. Dieser Fehler erreicht fast einen Wert von $^1/_4$ des betreffenden Grenzbereiches von 10,40 bis 9,47 kPa, ermittelt aus den Referenzwertuntersuchungen an 40- bis 49jährigen Probanden [6]. Diese Kalkulation macht deutlich, wie notwendig die Einhaltung des vorgeschriebenen Temperaturbereiches von 37 °C ± 0,2 K während der Einstellung der Gerätekombination sowie der nachfolgenden Ausführung der Bestimmungen am Prüfmaterial und bei der Bestimmung der Blutgasbezugspunkte ist.
Die Kalkulation verdeutlicht zugleich die Berechtigung der Forderung anderer Autoren [9] nach einer Toleranzbreite von 37 °C ± 0,1 K. Die Temperatur ist unmittelbar am Abflußstutzen der Mikromeßkammer zu kontrollieren. Sie sollte auch am Abflußstutzen der Temperier- und Anfeuchtflaschen kontrolliert werden. Es dürfen nur Thermometer mit einer Ablesegenauigkeit von mindestens 0,1 °K benutzt werden, die auf ihre Richtigkeit überprüft wurden.
Soweit nicht spezielle Anforderungen vorliegen, sollte die Temperierung der Meßkette mit einer Heizstufe des Zirkulationsthermostaten erfolgen, bei der die Temperatur von 37 °C ± 0,2 K innerhalb von 20 bis 30 min erreicht wird. Dadurch werden kurzzeitige, den zulässigen Bereich überschreitende Temperaturschwankungen während der nachfolgenden 15 bis 20 min weitgehend vermieden.
Die Schlauchverbindungen zwischen der Mikromeßkammer und den Temperier- und Anfeuchtflaschen sowie von diesen zum Zirkulationsthermostaten sind zur Gewährleistung einer stabilen Temperierung möglichst kurz zu halten. Da das Mikrotonometer nur zur periodischen Bestimmung der Blutgasbezugswerte benötigt wird, sollte im regulären Analysengang mit zwei separaten Temperatur- und Anfeuchtflaschen gearbeitet werden. Dadurch wird die Kontrolle der Temperatur, der richtigen Wasserfüllung und der Gasströmungsgeschwindigkeit als analytische Voraussetzungen der Präzisions- und Richtigkeitssicherung wesentlich erleichtert.
Unabhängig vom Einfluß möglicher Temperaturschwankungen führt eine mangelhafte Wasserfüllung der Anfeucht- und Temperierflaschen zu einer unvollständigen Wasserdampfsättigung der Gase mit einem mittleren Fehler von +1% für den Kontrollbezugspunkt, der bereits oberhalb der analytischen Empfindlichkeit liegt. Ein zielgerichtet gleicher Fehler etwa gleicher Größenordnung tritt bei zu hoher Strömungsgeschwindigkeit der Gase auf, weshalb diese etwa 20 Gasblasen pro min betragen soll. Die Verwendung

thermostatierter Frittenflaschen [10] reduziert die genannten Störeinflüsse, wodurch die Präzisionssicherung begünstigt wird.

2.3.2. Einstellung der Gerätekombination

Voraussetzungen für die Einstellung des Meßbereiches sind:

a) betriebsbereiter Verstärker,
b) ausreichende Batteriespannung bei Batteriegeräten,
c) mechanische und nachfolgend elektrische Nullpunkteinstellung des Verstärkers,
d) Meßkettenspannung im Bereich von 0,65 bis 0,70 V.

2.3.2.1. Einstellung des Meßbereiches

Nach mehrmaligem Spülen und anschließendem Leeren der Mikromeßkammer wird über eine möglichst kurze Schlauchverbindung das Tonometriergas III durch die Mikromeßkammer geleitet.
Anschließend wird die Strömungsgeschwindigkeit des Gases wegen des dadurch erhöhten Strömungswiderstandes nochmals kontrolliert und gegebenenfalls nachgeregelt. Die bei strömendem Gas vorzunehmende Einstellung des Meßbereiches erfolgt so, daß die vorletzte Verstärkerstufe vor der Übersteuerung gewählt wird, um nicht erkennbare Übersteuerungen auszuschließen, die insbesondere bei den netzbetriebenen Verstärkern wegen zu geringer Empfindlichkeit der Übersteuerungsanzeige vorkommen.

2.3.2.2. Ermittlung des Kontrollbezugspunktes

Der für die Berechnung der Sauerstoffpartialdrücke der Tonometriergase III und IV erforderliche aktuelle atmosphärische Druck des Tages muß mit einem Quecksilberbarometer ermittelt werden, da alle sonstigen handelsüblichen Barometer zu große Fehler der Richtigkeit und Präzision aufweisen. Die Partialdrücke sind mit 2 Stellen nach dem Komma zu berechnen.
Während das Tonometriergas III durch die Mikromeßkammer strömt, wird mit dem Feinregler des Verstärkers der Meßwert eingestellt, der dem Sauerstoffpartialdruck des Tonometriergases III entspricht. Mit einer Stoppuhr ist zu kontrollieren, daß der eingestellte Wert mindestens 2 min konstant angezeigt wird.
Bei der anschließenden Kontrolle des Reststromes der Meßkette ist darauf zu achten, daß das Vorratsgefäß der Sulfit-Tetraborat-RL nur zum Entnehmen der Lösung geöffnet wird und sich in dieser immer sichtbar einige Natriumsulfit-Kristalle befinden. Diese dürfen jedoch nicht in die Mikromeßkammer gelangen, da sie nachfolgende Störungen verursachen.
Liegt der Reststrom der Meßkette unter dem Anzeigewert von 0,56 kPa und sind die Meßwerte für den Sauerstoffpartialdruck des Tonometriergases III sowie der Sulfit-Tetraborat-RL mit konstanter Anzeige mindestens 1 min mehrmals reproduzierbar, dann ist der Kontrollbezugspunkt zuverlässig ermittelt.
Anschließend wird mit dem die Mikromeßkammer durchströmenden Tonometriergas III mindestens 5 min geprüft, ob eine mögliche Meßwertdrift innerhalb des zulässigen Toleranzbereiches liegt.

2.3.2.3. Linearitätsprüfung

Unter den Voraussetzungen, daß keine Störungen auftreten, die Gerätekombination nicht außer Betrieb gesetzt wird und die Meßwertdrift in den, in der Standardvorschrift angegebenen Toleranzbereichen bleibt, ist die Linearitätsprüfung nur einmal täglich bei der Einstellung der Gerätekombination erforderlich.
Die meßwertbeeinflussenden Faktoren Temperatur, Wasserdampfsättigung, Gasströmung, Reststrom können auch bei Einhaltung der in der Standardvorschrift angegebenen Toleranzgrenzen zu einer diagnostisch relevanten Linearitätsänderung führen, wenn die aus diesen Einflußfaktoren resultierenden Meßfehler gleichgerichtet sind und sich folglich addieren. Dieser summative Meßfehler kann durch schwer kontrollierbare zusätzliche Einflüsse (insbesondere des Präparationszustandes der Elektrode und Ablagerungen von Proteinen und/oder Fetten auf der Membran) weiter zunehmen. Deshalb ist zur Sicherung der Präzision und Richtigkeit der Prüfmethode die Linearitätsprüfung mindestens einmal täglich erforderlich.
Liegt Alinearität vor, dann ist diese zumeist auf einen nicht mehr anforderungsgerechten Präparationszustand zurückzuführen. Bei Ausschluß dieser häufigsten Ursache und korrekter Einhaltung aller Anforderungen der Standardvorschrift liegt meist eine Abweichung des berechneten Sauerstoffpartialdruckes vom richtigen Wert eines Tonometriergases vor. Deren Ursachen können sein: eine zu geringe, noch verbleibende Tonometriergasmenge in dem Druckgasbehälter, eine inhomogene Mischung des Tonometriergases oder ein falscher Wert der Gasanalyse nach SCHOLANDER. Fällt der Druck im Druckgasbehälter auf einen Wert kleiner 1000 kPa, dann ist der bei vollem Druckgasbehälter bestimmte Gehalt an Sauerstoff nicht mehr zutreffend, wie durch vielfache Erfahrungen und Kontrollen hinreichend belegt ist. In diesem Fall muß ein neues Tonometriergas verwendet werden. Eine inhomogene Gasmischung müßte bereits bei der Gasanalyse bemerkt worden sein (s. a. Kap. 4.3.3.), kann jedoch entstehen, wenn der Druckgasbehälter längere Zeit in Vertikalposition steht, insbesondere wenn die Druckgasbehälter der Tonometriergase nach der Bestimmung des Sauerstoffgehaltes bis zur Verwendung mehrere Wochen „vertikal stehen“. Inhomogenitäts- und gasanalysenbedingte Störungen machen sich jedoch immer unmittelbar nach Verwendungsbeginn bemerkbar. Die Druckgasbehälter der Tonometriergase sollten generell aus methodischen Gründen und aus Arbeitsschutzgründen liegend aufbewahrt und betrieben werden. Ausschließlich lagerungsbedingt entstandene Gasinhomogenitäten lassen sich meist durch „Rollen“ der Druckgasbehälter beheben, was jedoch durch nochmalige Bestimmung des Sauerstoffgehaltes nachzuweisen ist.

2.3.3. Prüfmaterial

Die Anforderungen an die Gewinnung, Lagerung, Probenüberführung in die Mikromeßkammer und die Behandlung des Prüfmaterials während der Sauerstoffpartialdruckbestimmung wurden bereits im Kap. 1.5. ausführlich, einschließlich der möglichen Fehlerquellen beschrieben. Die entsprechenden Angaben sind dort zu entnehmen.

2.3.4. Ausführung der Bestimmung

Nach dem Spülen und Trocknen der Mikromeßkammer wird der Kontrollbezugspunkt auf Reproduzierbarkeit geprüft. Nach dem Mischen des Blutes in der Kapillare ist beginnend mit deren Öffnen bis zur luftblasenfreien Füllung der Mikromeßkammer schnelles Arbeiten zur Sicherung der anaeroben Analysenbedingungen erforderlich. Von gleicher präzisions- und richtigkeitssichernder Bedeutung ist die pendelnde Bewegung des Blutes in der Mikromeßkammer während der Messung, da sonst wegen der innerhalb des Blutes in der Mikromeßkammer auftretenden Sauerstoffpartialdruckdifferenzen im membrannahen Plasma der Sauerstoffpartialdruck fällt. Der dadurch entstehende Meßfehler liegt im Mittel bei —3,4% (—1,9 bis 5,1%), wie durch systematische Vergleichsuntersuchungen mit bewegter und unbewegter Bestimmung im Paarvergleich an 420 tonometrierten Blutproben nachgewiesen wurde. Es muß darauf hingewiesen werden, daß sich mit dem Übergang von der Makromethode zur Mikromethode die Relation zwischen der verfügbaren Sauerstoffmenge des Blutes in der Kammer (CaO_2 · Kammervolumen) einerseits und dem Sauerstoffverbrauch der Elektrode andererseits weiter verschlechtert hat, wodurch die Bildung von Sauerstoffpartialdruckgradienten in der Blutprobe während der Bestimmung begünstigt wird. Trotz der bei der Makromethode diesbezüglich günstigeren Bedingungen, wurde bei dieser die Blutprobe zur Qualitätssicherung der Prüfergebnisse durch Rühren bewegt [11].

Die diesen Sachverhalt betreffenden Angaben in der Bedienungsanleitung zur Mikromeßkammer aus der DDR-Produktion entsprechen nicht den internationalen Kenntnissen und Erfahrungen und den begründeten Anforderungen der Standardvorschrift. Jegliche Art von Luftblasen in der Mikromeßkammer verfälschen das Prüfergebnis in diagnostisch relevanter, zugleich unbekannter Größenordnung. Solche Prüfergebnisse müssen als grob fehlerhaft eliminiert werden. Das anforderungsgerechte Bewegen der Blutprobe mittels einer angesetzten Spritze ist auch erfahrenen Untersuchern nur schwer möglich.

Weiterhin sind zu beachten, daß die Zeitangabe „... während mindestens 20 s konstante Meßwert ...“ nicht absolut verbindlich ist, da die Einstellzeit für 99% des Endwertes in Abhängigkeit vom Präparationszustand und Einflüssen auf die Membran variiert. Deshalb sollte wenigstens einmal pro 2 Tage die Einstellzeit ermittelt werden.

Die Meßkettenstabilität wird vorwiegend vom Zustand der Membran bestimmt. Durch das Absaugen der Blutprobe nach der Bestimmung aus der Mikromeßkammer, unter gleichzeitigem Ansaugen von Natriumchloridlösung zum Spülen, werden Auflagerungen von Plasmabestandteilen auf die Membran als Störeinflüsse weitgehend vermieden. Die anschließende Spülung der Mikromeßkammer mit Reinigungslösung entfernt mögliche, störende Fettablagerungen.

2.3.5. Auswertung

Die Auswertung mit Ermittlung des Prüfergebnisses vom protokollierten Meßwert in Skalenteilen (aufgetragen auf der Ordinate) über die eingezeichnete Gerade der Blutgasbezugswerte (Bezugsgerade) zur Abszisse, an der der bestimmte Wert für den Sauerstoffpartialdruck entnommen wird, bedarf keiner Kommentierung.

Zu beachten sind, daß die so ermittelten Prüfergebnisse der Zweifachbestimmung um maximal 0,7 kPa differieren dürfen und der niedrigste Wert der Zweifachbestimmung wegen des nicht völlig vermeidbaren Luftkontaktes die beste Näherung an den richtigen Wert aufweist. Er ist folglich als Prüfergebnis anzugeben. Eine Mittelwertbildung aus den Prüfergebnissen der Zweifachbestimmungen wäre falsch, da bei der Gewinnung des Prüfmaterials und der Ausführung der Bestimmung der Sauerstoffpartialdruck methodisch bedingt nur zu hoch bestimmt werden kann.

2.3.6. Bestimmung der Blutgasbezugspunkte

Die Ausführung der Bestimmung der Blutgasbezugspunkte und der von diesen abgeleiteten Bezugsgeraden bedarf keiner Kommentierung.
Die Ermittlung der Blutgasbezugsgeraden ist notwendig, da die Einstellung der Gerätekombination (Kalibration) mit strömendem Tonometriergas (Vergleichsgas) erfolgt und die Prüfergebnisse von Blutproben, die mit denselben Tonometriergas tonometriert wurden, systematisch geringere Meßwerte gegenüber denen des strömenden Gases ergeben.
An 27 Meßketten wurde insgesamt 168mal die Differenz zwischen Bezugsgeraden für strömendes Gas (bestimmt analog der Linearitätsprüfung) und der Blutgasbezugsgeraden (durch Bestimmung der Blutgasbezugspunkte an minimal 5 Proben) ermittelt. Ohne Ausnahme waren die Blutgasbezugsgeraden gegenüber den Bezugsgeraden strömenden Gases erniedrigt mit einer hohen Signifikanz von $p < 0,0001$ der Differenzen zwischen den Gas-Kontrollbezugspunkten und den entsprechenden Blutgasbezugspunkten. Im Mittel lagen die Blutgasbezugsgeraden um 5,3 % unter den Gas-Bezugsgeraden mit einem Schwankungsbereich von 1,1 % bis 9,7 %, ohne daß signifikante Differenzen zwischen den Meßketten von 5 Herstellerfirmen zu sichern waren. Der aus den Mehrfachbestimmungen derselben Meßkette ermittelte Schwankungsbereich lag bei 17 Meßketten bei 4,9 % (Differenz minimal und maximal aufgetretener Minusabweichung von der Gas-Bezugsgeraden), bei 6 Meßketten bei 5,7 % und bei 4 Meßketten bei 6,1 %.
Auf Grund dieser Ergebnisse konnte auf die Bestimmung der Blutgasbezugsgeraden bei der Standardvorschrift nicht verzichtet werden.

2.3.7. Fehlerquellen

2.3.7.1. Präanalytische Fehler

- Verwechselung des Prüfmaterials (fehlende, falsche oder ungenügende Kennzeichnung), ungenügende Identitätssicherung
- Gewinnung des Prüfmaterials
  - Ungenügende Hyperämie, Quetschen und Drücken bei der Abnahme, Verdünnung durch Heparinüberschuß, unruhige Atmung des Patienten
    Folge: zu niedriges Prüfergebnis
  - Nichteinhaltung anaerober Bedingungen, zu langsames Arbeiten, unruhige Atmung des Patienten
    Folge: zu hohes Prüfergebnis
  - Ungenügende Durchmischung des Blutes und Verschluß der Kapillaren, Gerinnselbildung
    Folge: mechanische Störungen, falsches Prüfergebnis
- Lagerung des Prüfmaterials
  - Überschreitung der zulässigen Zeit bis zur Bestimmung, zu hohe Lagerungstemperatur
    Folge: zu niedriges Prüfergebnis
  - Vertikale Lagerung der Kapillaren
    Folge: Gerinnung, mechanische Störungen, da nicht mehr mischbar

2.3.7.2. Analytische Fehler

a) Geräteabhängige Fehler
- Mangelhafte Temperierung der Meßkette und/oder der Temperier- und Anfeuchtflaschen
  Folge: Meßwertverfälschung proportional der abweichenden Temperatur, bei Temperaturinkonstanz Elektrodendrift, Rückwirkungen über Wasserdampfspannung auf die Einstellung des Bezugspunktes
- Zu niedrige Strömungsgeschwindigkeit des Tonometriergases
  Folge: verzögerte Einstellzeit, Bezugspunkt fehlerhaft
- Zu hohe Strömungsgeschwindigkeit des Tonometriergases
  Folge: zu niedrige Gastemperatur, zu geringe Wasserdampfspannung, Bezugspunkt fehlerhaft
- Zu geringe Wasserfüllung der Temperier- und Anfeuchtflaschen
  Folge: analog zu hoher Gasströmung
- Zu geringe Batteriespannung
  Folge: inkonstante, pendelnde Anzeige
- Zu hohe Meßkettenspannung
  Folge: Alinearität, erhöhte Empfindlichkeit
- Zu geringe Meßkettenspannung
  Folge: Alinearität, geringe Empfindlichkeit
- Übersteuerung des Verstärkers
  Folge: schnellende grobe Anzeigenänderungen
- Unvollständige oder ungesättigte Elektrolytfüllung
  Folge: verminderte Empfindlichkeit, Elektrodendrift
- Luftblase unter der Membran
  Folge: erhöhte Einstellzeit, Elektrodendrift
- Defekte Membran
  Folge: Bezugspunkt nicht einstellbar

b) Untersucherabhängige Fehler
- Ungenügende Beachtung der Anforderungen der Standardvorschrift (Bedienfehler)
  Folge: teilweise analog denen der geräteabhängigen Fehler
- Mangelhaftes Durchmischen vor Probenüberführung
  Folge: mechanische Störungen, zu niedriges Prüfergebnis
- Nicht anaerobe oder luftblasenfreie Probenüberführung
  Folge: zu hohes Prüfergebnis
- Tonometrierfehler bei der Bestimmung der Blutgasbezugspunkte
  Folge: siehe Kap. 3.3.7.2.
- Arbeiten ohne Zeitkontrolle, Ablesefehler, Rechenfehler, Auswertfehler
  Folge: fehlerhafte Prüfergebnisse

2.4. Referenzwerte

Die Referenzbereiche wurden in einer systematischen Studie [9] an 3293 Probanden im Alter von 15 bis 81 Jahren ermittelt, bei denen durch eine spezielle Voruntersuchung die Atmung beeinflussende Erkrankungen ausgeschlossen waren. Bei dieser Studie wurden die

Anforderungen der bisher gültigen Standardvorschrift einschließlich der Präzisions- und Richtigkeitskontrolle voll eingehalten. Außerdem liegen Ergebnisse einer Feldstudie [8] mit vereinfachter Methodik von 5779 Probanden vor, die in den Altersgruppen für den Grenzwert $\bar{x}$ — 1 s mit der genannten speziellen Studie gut übereinstimmen. Als Grenzbereich wurde die Differenz zwischen dem ($\bar{x}$ — 1 s)-Wert und ($\bar{x}$ — 2 s)-Wert der jeweiligen Altersgruppen als übereinstimmendes Ergebnis beider Studien zwischen den Autoren vereinbart. Dem Grenzbereich ist generell die Bedeutung eines fraglichen, ggf. weiter abzuklärenden Befundes beizumessen. Infolge der biologischen Variation des Sauerstoffpartialdruckes und der methodischen Variation der Prüfergebnisse können sowohl von gesunden Personen wie auch von Patienten mit geringgradiger respiratorischer Partialinsuffizienz zufällig in den Grenzbereich fallende Prüfergebnisse gewonnen werden. Das gilt insbesondere für Bestimmungen des Sauerstoffpartialdruckes unter Ruhebedingungen, für die die angegebenen Referenzbereiche gültig sind.
Die mit der Standardmethode durchgeführten Untersuchungen zur Ermittlung von Referenzwerten während fahrradergometrischen steady-state-Belastung haben wegen der noch zu kleinen Untersuchungszahlen bisher nur orientierenden Wert [6]. Die Untersuchungen werden gegenwärtig zur Ableitung repräsentativer Referenzwerte fortgeführt.

Literatur

[1] Clark, L. G. jr., R. Wolf, D. Granger and Z. Taylor: J. appl. Physiol. **6** (1953), 189

[2] Thews, G.: Pflügers Arch. ges. Physiol. **276** (1962), 89.

[3] Ulmer, W. T. und G. Reichel: Med. thor. **20** (1963), 235.

[4] Thiele, W. und G. Anders: Verh. Dtsch. Gesell. exp. Med., Bd. 21, S. 108.

[5] Woitowitz, H.-J., D. Szadkowski und G. Lehnert: Arch. Kreislaufforsch. **58** (1959), 36.

[6] Strauss, K.: Referenzwertuntersuchungen zum arteriellen Sauerstoffpartialdruck an 3293 gesunden, arbeitsfähigen Probanden unter Berücksichtigung von Alter, Geschlecht, Rauchen und professioneller physischer Aktivität. Dissertationsschrift A, Ernst-Moritz-Arndt-Universität Greiswald, 1981.
Strauss, K.: Untersuchungen zur Variationsbreite der arteriellen Blutgasparameter gesunder Probanden während Ergometer-steady-state-Belastung. Diplomarbeit, Ernst-Moritz-Arndt-Universität Greifswald, 1977.

[7] Stilke, A.: Die Erarbeitung von Kennziffern und Richtwerten zur wissenschaftlichen Begründung der Planung, Analyse, Abrechnung und Bewertung von Kapazität und Leistung ausgewählter Bereiche einer Gesundheitseinrichtung, dargestellt am Beispiel der Abteilung für klinische und pathologische Physiologie der Ernst-Moritz-Arndt-Universität Greiswald. Abschlußarbeit Sozialistische Betriebswirtschaft. Fachschule für Gesundheits- und Sozialwesen „Prof. Dr. Karl Gelbke", Potsdam 1981.

[8] Petro, W. u. Mitarb.: Dtsch. Ges.wesen **32** (1977), 38.

[9] Siggaard-Andersen, O.: The Acid-Base Status of the Blood. Copenhagen: Verlag Munksgaard, 1976, 4. Ed.

[10] Lane, D.: Pflügers Arch. ges. Physiol. **276** (1951), 141.

[11] Gleichmann, U. und D. W. Lübbers: Pflügers Arch. ges. Physiol. **27** (1960), 431.

3. Kommentar zur Standardmethode: Prüfung des Säuren-Basen-Gleichgewichtes des arteriellen Blutes

3.1. Prinzip

Grundlage der Prüfmethode ist die Gültigkeit der HENDERSON-HASSELBALCH-Gleichung [1, 2] für Blut und andere Körperflüssigkeiten sowie die hinreichende Näherung der Kohlendioxid-Äquilibrationskurve des Blutes an Linearität über den gesamten diagnostisch relevanten Bereich [3—6].
Bei der Prüfmethode wird durch die kombinierte Anwendung von mehrfachen pH-Messungen des Blutes mit dem Tonometrierverfahren zur Äquilibration zweier Proben desselben Blutes unter Verwendung zweier Tonometriergase mit bekanntem Kohlendioxidpartialdruck die Äquilibrationsgerade des Prüfmaterials bestimmt. Deren Kenntnis ermöglicht in Verbindung mit der des aktuellen pH-Wertes des anaerob entnommenen und in die pH-Meßkette überführten arteriellen Blutes die graphische Ermittlung aller diagnostischen Säuren-Basen-Parameter.
Der Blut-pH-Wert wird durch den Vergleich der mittels einer Glaselektrodenmeßkette im Blut bestimmten Kettenspannung mit den Spannungswerten gewonnen, die die gleiche Meßkette unter gleichen Bedingungen bei zwei Standardpuffern bekannter pH-Werte zeigt.
Die pH-abhängige Spannung einer Glaselektrode folgt der NERNST-Gleichung [7]. Die Spannung E_G einer Glaselektrodenmeßkette setzt sich wie folgt zusammen:

$$E_G = \frac{R \cdot T}{F} \ln \frac{a_{H_x}}{a_{H_i}} + E_a + E_s + E_d$$

$$= 1{,}984 \cdot 10^{-4} T(pH_i - pH_x) + E_a + E_s + E_d \quad \text{(Volt)}$$

R = universelle Gaskonstante
T = absolute Temperatur in Grad KELVIN
F = FARADAY-Konstante
a_{H_x} = unbekannte Wasserstoffionenaktivität des Blutes
a_{H_i} = bekannte Wasserstoffionenaktivität des Innenpuffers
E_a = Spannungsdifferenz der beiden Ableitelektroden in Volt
E_s = Asymmetriepotential der Glaselektrode
E_d = Diffusionspotential an der Berührungsstelle zwischen dem Meßgut (Blut) und der Elektrolytlösung (gesättigte KCl-Lösung).

Durch die apparativ-technische Anordnung der thermostatierten Meßkette und des Meßverstärkers sowie durch die genaueste Beachtung und Einhaltung der standardisierten Analysenvorschrift gelingt es, die Summe der Störspannungsanteile während der Messung

konstant zu halten, so daß aus E_G auf den pH_x-Wert mit einer Präzision von pH = 0,01 geschlossen werden kann [8, 9].
Die Blut-pH-Messungen erfolgen einerseits zur Bestimmung des aktuellen pH-Wertes an hyperämisch-kapillären Blutproben, in dem der aktuelle Kohlendioxidpartialdruck zunächst noch unbekannt ist, und andererseits in tonometrierten Blutproben bei bekannten Kohlendioxidpartialdrücken. Durch die Tonometriertechnik mit Verwendung von zwei Kohlendioxidpartialdrücken differenten Tonometriergasen wird das Blut den Bedingungen angepaßt, die dem arteriellen Blut bei Hyperventilation und bei Hypoventilation entsprechen und zwischen denen der mittlere physiologische Wert für die Normoventilation ($PaCO_2$ = = 5,33 kPa bei HbO_2 = 98 bis 100 %, 37 °C) liegt. Von beiden tonometrierten Blutproben mit bekanntem Kohlendioxidpartialdruck (da gleich dem PCO_2 der Tonometriergase) werden die pH-Werte gemessen. Damit erhält man zwei pH/PCO_2-Wertepaare, die auf der Kohlendioxid-Äquilibrationslinie des untersuchten Blutes liegen und damit im Nomogramm gezeichnet werden können. Für diese Gerade gilt in Näherung, daß zu jedem pH-Wert ein bestimmter ln PCO_2-Wert gehört. Damit ist es möglich, indem man vom aktuellen pH-Wert des hyperämisch-kapillären Blutes von der pH-Skale des Nomogrammes eine vertikale Linie zur Kohlendioxid-Äquilibrationsgeraden und vom Schnittpunkt mit dieser eine horizontale Linie bis zur ln PCO_2-Skale zieht, am Schnittpunkt der Horizontalen mit der ln PCO_2-Skale den aktuellen PCO_2-Wert grafisch zu ermitteln. Der Schnittpunkt der Kohlendioxid-Äquilibrationsgeraden mit der Basenüberschußkurve liefert den BÜ-Wert als dritten diagnostisch relevanten Parameter zur Beurteilung des Säuren-Basen-Gleichgewichtes. Dieses Vorgehen entspricht einer grafischen Lösung der HENDERSON-HASSELBALCH-Gleichung für den aktuellen Zustand (Status) des Blutes.

3.2. Brauchbarkeit

Das Prüfverfahren hat sich für zuverlässige Bestimmungen des Säuren-Basen-Gleichgewichtes international seit 20 Jahren bewährt. Vorteile sind die eine Arterienpunktion nicht mehr erfordernde Mikrotechnik, die Auslegung des Analysenganges auf alleinige pH-Messung, hohe Präzision und die synopte Ermittlung aller diagnostisch bedeutenden Parameter mit einer Methodik.

3.2.1. Analytische Zuverlässigkeit

3.2.1.1. Präzision und Richtigkeit

Gegenwärtig und in absehbarer Zeit gibt es keinen Lösungsweg für die Bereitstellung von Kontrollmaterial, in dem der Kohlendioxidpartialdruck aber auch der aktuelle pH-Wert wenigstens über einige Tage konstant sind. Alle bisher experimentell und kommerziell hergestellten Kontrollmaterialien wiesen bei der Erprobung eine so große Schwankungsbreite auf (die meist vom Hersteller schon deklariert wird), daß auch gröbere Fehler bei der Einstellung des pH-Meßgerätes, beim Tonometrieren des Blutes und bei den Bestimmungen nicht erkannt werden können. Nur die Zuverlässigkeit der Einstellung des pH-Meßgerätes könnte durch eine weitere Pufferlösung kontrolliert werden, womit jedoch nur der relativ unkritische Teil im Analysengang erfaßt wird.

Aus den genannten Gründen muß bei diesem Prüfverfahren mit einer Kombination von Blut-pH-Messung und Tonometriertechnik die Präzisions- und Richtigkeitskontrolle in modifizierter Weise durchgeführt werden.
Allgemeine Maßnahmen der Präzisions- und Richtigkeitskontrolle als analytische Voraussetzungen sind:

- Kontrolle der Thermostatierung der Blut-pH-Meßkette und des Mikrotonometers, der Wasserfüllung der Temperier- und Anfeuchtflaschen, der Strömungsgeschwindigkeit der Tonometriergase;
- Verwendung der Standardpufferlösungen D und E für die Anpassung des Verstärkers an die Eigenschaften der Blut-pH-Meßkette sowie deren korrekte Herstellung und Aufbewahrung;
- korrekte Einstellung des Nullpunktes und der Elektrodensteilheit, Überprüfung der Elektrodendrift, Kontrolle der Einstellung des pH-Meßgerätes vor den pH-Bestimmungen im Blut;
- Analyse der Tonometriergase I und II nach der Standardvorschrift „Mikrogasanalyse nach SCHOLANDER";
- Einhaltung der Kriterien bei der Gewinnung des Prüfmaterials.

Die Präzisionskontrolle wird als Präzision in Serie und unter Verwendung der Differenzen der Zweifachbestimmungen der Blut-pH-Werte zeitabhängig mit R-Kontrollkarten durchgeführt.

3.2.1.2. Präzision in Serie

Wegen der Einflüsse der Zellatmung auf den pH_a- und Kohlendioxidpartialdruck, im geringen Umfang auch auf den BÜ-Wert und weil eine korrekte Entnahme von 20 Kapillaren hyperämisch-kapillären Blutes nur ausnahmsweise möglich ist, erfolgt die Prüfung unter Verwendung von durch Arterienpunktion gewonnenem Blut. Steht ein LAUE-Tonometer [10] zur Verfügung, dann wird zweckmäßigerweise venöses Blut verwendet, das in diesem bei bekannten $PaCO_2$-Werten äquilibriert wurde. Das Blut ist entsprechend den Angaben der Standardvorschrift zu gewinnen. Unter Verwendung eines dünnen PVC-Schlauches als Verbindungsstück werden mindestens 20 Glaskapillaren gefüllt und wie bei der Gewinnung von hyperämisch-kapillärem Blut als Prüfmaterial verschlossen. Danach werden 5 PVC-Schläuche, die zur Blutgewinnung zum Tonometrieren benutzt werden, mit dem restlichen Blut gefüllt. Anschließend wird der aktuelle pH-Wert des Blutes aller Glaskapillaren, wie in der Standardvorschrift angegeben, bestimmt. Die Bestimmungen sollten innerhalb von 90 min, sie müssen unbedingt innerhalb von 120 min durchgeführt werden.
Dann wird nacheinander das Blut aus den PVC-Schläuchen, wie in der Standardvorschrift angegeben, tonometriert und der pH-Wert des tonometrierten Blutes bestimmt. Aus den Prüfergebnissen werden $\bar{x}$, s und s% errechnet. Dabei wird zunächst so verfahren, daß jeweils die zwei aufeinanderfolgenden Bestimmungen des pH_a aus den Glaskapillaren als Zweifachbestimmung zusammengefaßt werden. Die Differenz dieser Zweifachbestimmungen muß kleiner 0,50 kPa sein, da nur ein Teil des präanalytischen Fehlers erfaßt wird.
In der Analogie zur Standardvorschrift wird aus den Prüfergebnissen des tonometrierten Blutes die Kohlensäure-Äquilibrationsgerade in ein Nomogramm eingetragen. Bei der nachfolgenden Bestimmung des aktuellen Kohlendioxidpartialdruckes und des Basenüberschus-

ses wird jeder der 20 pH_a-Meßwerte aus den Glaskapillaren wie der jeweils kleinste pH_a-Wert der Zweifachbestimmung entsprechend der Standardvorschrift aufgefaßt. Aus dem 1. bis 4. pH_a-Wert der Serie werden unter Verwendung der Prüfergebnisse aus dem Blut des 1. PVC-Schlauches der 1. bis 4. aktuelle Kohlendioxidpartialdruck und BÜ-Wert ermittelt. Aus dem 5. bis 8. pH_a-Wert unter Verwendung der Prüfergebnisse aus dem Blut des 2. PVC-Schlauches werden in gleicher Weise der 5. bis 8. aktuelle Kohlendioxidpartialdruck und BÜ-Wert ermittelt usw. bis zum 20. Kohlendioxidpartialdruck und BÜ-Wert.

Auf diese Weise können jeweils 20 Werte für pH_a, Kohlendioxidpartialdruck und BÜ ermittelt werden.

Weiterhin werden aus den jeweils 2 Kammern jeder Seite des Mikrotonometers jeweils 2 pH_I- bzw. pH_{II}-Werte aus dem Blut von jedem PVC-Schlauch bestimmt (= 4 pH_I- und 4 pH_{II}-Werte), so daß ebenfalls je 20 pH_I- und pH_{II}-Werte vorliegen.

Für pH_a, Kohlendioxidpartialdruck, BÜ, pH_I und pH_{II} sind aus den 20 Werten $\bar{x}$, s und s % zu berechnen.

In der nachfolgenden Tab. 2 sind die Ergebnisse von insgesamt 182 Prüfungen der Präzision in Serie für die diagnostisch relevanten Bereiche schwere Azidose, geringgradige Azidose, Normalbereich und Baseose enthalten.

In der ersten Spalte ist die Zahl der Serien (n > 20 je Serie) angegeben.

Die $\bar{x}$-Werte wurden primär zur Kennzeichnung der diagnostischen Bereiche in die Tabelle aufgenommen, in denen die Präzisionsprüfungen erfolgten und wegen der relativen Abhängigkeit der s- und s %-Werte vom $\bar{x}$-Wert. In der Tabelle ist die Von-bis-Spanne der $\bar{x}$-, s- und s %-Werte angegeben, wobei die jeweils links stehende Angabe dem niedrigsten und die rechts stehende Angabe dem höchsten Wert für pH_a und BÜ entspricht, der zwischen allen Serien aufgetreten ist.

Tabelle 2
Prüfergebnisse zur seriellen Präzision der diagnostischen Parameter

n	pH_a $\bar{x}$ s s %	$PaCO_2$ (kPa) $\bar{x}$ s s %	BÜ ($mmol \cdot l^{-1}$) $\bar{x}$ s s %
26	7,474 ... 7,856	5,75 ... 5,76	+ 7,13 ... + 8,50
	0,008 ... 0,010	0,17 ... 0,19	0,09 ... 0.12
	0,11 ... 0,13	2,96 ... 3,30	1,26 1,41
32	7,397 ... 7,413	5,13 ... 5,41	− 0,63 ... + 1,21
	0,008 ... 0,009	0,15 ... 0,16	0,006... 0,013
	0,11 ... 0,12	2,92 ... 2,96	0,95 ... 1,07
43	7,363 ... 7,360	4,31 ... 3,80	− 5,83 ... − 7,98
	0,007 ... 0,008	0,09 ... 0,10	0,05 ... 0,06
	0,10 ... 0,11	2,09 ... 2,63	0,86 ... 0,75
41	7,284 ... 7,277	3,67 ... 3,39	−12,7 ... −14,8
	0,006 ... 0,007	0,07 ... 0,08	0,09 ... 0,10
	0,08 ... 0,10	1,91 ... 2,36	0,71 ... 0,68

Gleiches gilt für die Angaben zum Kohlendioxidpartialdruck, obwohl hier wegen der respiratorischen Azidosekompensation bei stärkerer Azidose der rechts angegebene Wert kleiner ist.

Der Tab. 2 ist zu entnehmen, daß die Präzision insgesamt gut ist sowie von den Parametern am günstigsten für pH_a und am ungünstigsten für Kohlendioxidpartialdruck, was primär auf dessen hohe Löslichkeit und günstige Diffusionsbedingungen zurückzuführen ist. Auch für hohe diagnostische Präzisionsanforderungen, nach denen eine Abweichung des Kohlendioxidpartialdruckes bei zwei Bestimmungen von etwa 0,27 kPa erfaßt werden sollte, ist die Präzision des Prüfverfahrens auch für Kohlendioxidpartialdruck noch als gut zu bezeichnen.

Nachfolgend sind die Präzisionsprüfergebnisse für tonometrierte Blutproben analog der Tab. 2 angegeben. Die Äquilibrierung erfolgte für die pH_I-Werte mit einem Kohlendioxidpartialdruck von 3,825 kPa und für die pH_{II}-Werte mit einem Kohlendioxidpartialdruck von 7,613 kPa.

Tabelle 3
Prüfergebnisse zur seriellen Präzision der pH-Werte in äquilibrierten Blutproben (Tonometriertechnik)

n	pH_I $\bar{x}$ s s%	pH_{II} $\bar{x}$ s s%
26	7,601 ... 7,614	7,385 ... 7,398
	0,003 ... 0,003	0,003 ... 0,004
	0,04 ... 0,04	0,04 ... 0,05
32	7,481 ... 7,512	7,289 ... 7,311
	0,003 ... 0,003	0,003 ... 0,003
	0,04 ... 0,04	0,04 ... 0,04
43	7,398 ... 7,360	7,214 ... 7,182
	0,002 ... 0,002	0,003 ... 0,003
	0,03 ... 0,03	0,04 ... 0,04
41	7,375 ... 7,234	7,113 ... 7,078
	0,003 ... 0,003	0,003 ... 0,003
	0,04 ... 0,04	0,04 ... 0,04

Obwohl die pH_I- und pH_{II}-Werte vom Baseosebereich zum Azidosebereich fallen und innerhalb der Bereiche zwischen den Einzelserien differieren, wird die Präzision nicht beeinflußt. Die s-Werte liegen fast ohne Ausnahme bei $\pm 0{,}003$ und die s%-Werte bei $\pm 0{,}04$. Die Präzision der pH_I- und pH_{II}-Werte und damit auch die Tonometriertechnik ist als sehr gut zu bezeichnen.

3.2.1.3. Präzisionskontrolle unter Verwendung der Differenzen zwischen den Zweifachbestimmungen des aktuellen pH_a-Wertes

Die Grenzen für R-Kontrollkarten der bisherigen Standardmethode waren aus mehreren systematischen Untersuchungsserien und statistischen Analysen empirischer Prüfergebnisse für die interne Qualitätskontrolle abgeleitet worden. Durch die weitergeführten

problemorientierten Untersuchungen konnte auf mehreren Lösungswegen die Grenze für die maximal zulässige Differenz zwischen den Prüfergebnissen der Zweifachbestimmungen des aktuellen pH_a-Wertes präzisiert und mit pH_a-Differenz größer als 0,030 pH-Einheiten festgelegt werden.
Zur weiteren Absicherung der Grenzen für die R-Kontrollkarten wurden nach Elimination grob fehlerhafter Prüfergebnisse mit einer pH_a-Differenz zwischen den Prüfergebnissen der Zweifachbestimmungen des aktuellen pH_a-Wertes von größer als 0,030 pH-Einheiten 23986 diagnostische Bestimmungen des Säuren-Basen-Gleichgewichtes eines unausgewählten Untersuchungsgutes aller Indikationsbereiche der Jahre 1970 bis 1981 ausgewertet. Als grob fehlerhaft mußten 336 Prüfergebnisse bzw. 1,38% des Gesamtuntersuchungsgutes eliminiert werden.
Aus den 23986 Prüfergebnissen wurden für die pH_a-Differenzen berechnet

$$s = \pm 0{,}0072 \text{ pH-Einheiten}.$$

Bezogen auf den gleichzeitig berechneten $\bar{x}$-Wert (= 7,368) aus den 23986 pH_a-Prüfergebnissen läßt sich unter Verwendung der Berechnungsformel für s% ein Wert von s% = 0,0973 kalkulieren.
Differente Berechnungen für monatliche, dreimonatige und jährliche Zeitintervalle ergaben keine signifikanten Differenzen. Jedoch konnten schwach signifikante untersucherabhängige Differenzen auf Grund der personengebunden geführten Qualitätskontrollkarten ermittelt werden. Dadurch ließ sich beweisen, daß Personen mit nur mehrwöchiger Erfahrung und solche, die nur zeitweilig intermittierend mit der Prüfmethode arbeiten, eine geringere Präzision erreichen. Das konnte häufig auf einen vorwiegend präanalytisch erhöhten Fehler bei der Gewinnung des Prüfmaterials zurückgeführt werden.
Nach Elimination der Prüfergebnisse von Untersuchern, die nicht regelmäßig oder erst weniger als 3 Monate mit der Prüfmethode arbeiteten, wurden die Daten für weibliche und männliche Untersucher getrennt berechnet und auf Signifikanz der Differenzen zwischen den beiden Gruppen geprüft. Dadurch ließ sich nachweisen, daß männliche Untersucher eine schwach signifikant geringere Präzision erreichen, was wahrscheinlich auf eine geringere Fingerfertigkeit bei Männern zurückzuführen ist, wodurch vorwiegend der präanalytische Fehler ansteigt.
Aus dem Ergebnis s = ±0,0072 pH-Einheiten lassen sich als Grenzen für die R-Kontrollkarten für die pH_a-Differenzen der Zweifachbestimmungen errechnen für 2,8 s = 0,02016 pH-Einheiten und für 3,6 s = 0,02592 pH-Einheiten.
Auf Grund der analytischen Empfindlichkeit der Blut-pH-Glaselektrodenmeßkette können pH-Wertdifferenzen nur in den nachfolgend angegebenen Intervallen bestimmt werden:

- kleiner als 0,015 pH-Einheiten,
- größer als 0,015 pH-Einheiten aber kleiner als 0,030 pH-Einheiten,
- größer als 0,025 pH-Einheiten aber kleiner als 0,035 pH-Einheiten,
- größer als 0,030 pH-Einheiten, d. h. mindestens 0,035 pH-Einheiten.

Vorwiegend auf Grund dieser, durch die analytische Empfindlichkeit der Prüfmethode gegebenen realen Grenzen, wurden als Grenzen für die R-Kontrollkarten ausgehend von R_1 annähernd gleich 2,0 s = 0,0144 pH-Einheiten und R_2 annähernd gleich 3,5 s = 0,025 pH-Einheiten festgelegt:

R_1 = 0,015 pH-Einheiten,
R_2 = 0,025 pH-Einheiten.

Aus analytisch limitierenden Gründen für diese Festlegung ergibt sich für die real auftretenden pH_a-Differenzen folgende Zuordnung (in pH-Einheiten):

a) bis R_1 die pH_a-Differenzen 0,000; 0,005; 0,010; 0,015;
b) oberhalb R_1 die pH_a-Differenzen 0,020 und 0,025;
c) oberhalb R_2 nur die pH_a-Differenz 0,030, da 0,035 bereits der kleinste Wert für die Elimination grob fehlerhafter Befunde ist.

Die Eliminationsgrenze und die als grob fehlerhaft eliminierten Prüfergebnisse sollten ins Kontrollblatt eingetragen werden, weil dann die Auswertungen für die Präzisions- und Richtigkeitskontrolle durch alleinige Verwendung der Kontrollblätter möglich ist.
Nach diesen Festlegungen wurden die 23986 Prüfergebnisse zugeordnet. Die Auswertung führte zu folgenden Ergebnissen:

a) Auf den Bereich bis R_1 entfielen 23007 Prüfergebnisse = 95,92%.
b) Auf den Bereich oberhalb R_1 entfielen 581 Prüfergebnisse = 2,42%.
c) Auf den Bereich oberhalb R_2 entfielen 398 Prüfergebnisse = 1,66%.

Die Aufbereitung dieser Daten nach auswahlweise für die Jahre 1972, 1974 und 1976 wöchentlichen, für das Gesamtmaterial nach monatlichen, 3monatlichen und jährlichen Zeitabschnitten und deren Auswertung ergab, daß zufällig in einzelnen Zeitabschnitten Häufigkeitsverteilungen auftreten, die bis zum 2,4fachen der oben bei b) und c) angegebenen %-Zahlen betrugen, ohne daß bei gleichbleibender Anwendung der Prüfmethode im nachfolgenden Zeitabschnitt Hinweise erhalten werden konnten, daß die Prüfmethode außer Kontrolle geraten war.

3.2.1.4. Präzisionskriterien

Unter 3.2.1.1. wurden bereits die analytischen Voraussetzungen der Präzisionssicherung genannt.
Von den in Kap. 3.2.1.2. und 3.2.1.3. angeführten Ergebnissen können für die Sicherung der Präzision folgende Kriterien abgeleitet werden, nach denen die Präzision des Prüfverfahrens als gegeben zu bewerten ist, wenn

a) bei der Prüfung der Präzision in Serie Werte bestimmt wurden, aus denen sich ergibt für den
   pH_a ein s < 0,015 pH-Einheiten
   ein s% < 0,15%,
   $PaCO_2$ ein s < 0,20 kPa
   ein s% < 3,55%,
   BÜ ein s < 0,13 $mmol \cdot l^{-1}$
   ein s% < 1,30%;
b) bei der Prüfung der seriellen Präzision für die Tonometriertechnik Werte bestimmt wurden, aus denen sich für den pH_I und pH_{II} ein s < 0,005 pH-Einheiten und ein s% < 0,06% ergibt;
c) von aufeinanderfolgenden Bestimmungen des aktuellen pH_a-Wertes die pH_a-Differenz der Zweifachbestimmungen in den R-Kontrollkarten

— oberhalb der R_2-Grenze bei n = 25 nur zwei,
bei n = 50 nur 3 und bei n = 100 nur 4 liegen,
— oberhalb der R_1-Grenzen bei n = 25 nur 3,
bei n = 50 nur 4 und bei n = 100 nur 6 liegen.

Die Präzision in Serie ist bei Verwendung einer neuen Blut-pH-Glaselektrodenmeßkette, die serielle Präzision der Tonometriertechnik bei Inbetriebnahme und nach Reparatur oder Austausch von Verschleißteilen des Mikrotonometers zu prüfen. Die Präzision in Serie und die serielle Präzision der Tonometriertechnik sind jedoch mindestens einmal innerhalb von 6 Monaten mit einem n > 15 zu prüfen.
Die Präzisionskriterien für die pH_a-Differenzen der Zweifachbestimmungen gelten nur, wenn die Gewinnung des Prüfmaterials durch Labormitarbeiter erfolgt. Erfolgt die Gewinnung des Prüfmaterials durch Poliklinik- oder Stationspersonal, dann steigt die Häufigkeit der oberhalb der R_1- und R_2-Grenzen liegenden Werte auf weit über das Doppelte an.

3.2.1.5. Richtigkeit

Die analytischen Voraussetzungen für die Richtigkeit der Prüfergebnisse sind gegeben, wenn

a) die Standardpufferlösungen D und E den Anforderungen entsprechen,
b) die Präzisionsanforderungen der „Mikrogasanalyse nach SCHOLANDER“ bei der Bestimmung des Kohlendioxidgehaltes der Tonometriergase I und II erfüllt waren und die Anforderungen an die serielle Präzision der Tonometriertechnik erfüllt sind,
c) die Kriterien für die spezielle Präzision, für die Präzision in Serie und für die Präzision der pH_a-Differenzen der Zweifachbestimmungen des aktuellen pH_a-Wertes erfüllt sind.

Die Richtigkeit des Prüfverfahrens kann als gegeben bewertet werden, wenn

a) die Kontrolle der Mittelwerte von im Referenzbereich gesunder Personen liegenden Prüfergebnissen von den Mittelwerten (errechnet aus im pathologischen und im Grenzbereich liegenden Prüfergebnissen mit einem n > 200) von Patienten signifikant unterscheiden. Zur Bildung der Mittelwerte von gesunden Personen sind jeweils 11 zeitlich aufeinanderfolgende, im Normbereich liegende Prüfergebnisse zu verwenden.
b) die Häufigkeit grob fehlerhafter Prüfergebnisse bei aufeinanderfolgenden 25 Bestimmungen nicht größer 2, bei 50 aufeinanderfolgenden Bestimmungen nicht größer 3 und bei 100 aufeinanderfolgenden Bestimmungen nicht größer 5 ist.
Die hier angegebenen Kriterien für die zulässige Häufigkeit grob fehlerhafter Prüfergebnisse (Ausreißer) gilt nur, wenn die Gewinnung des Prüfmaterials durch eingearbeitetes Laborpersonal erfolgt. Wird das Prüfmaterial durch Poliklinik- oder Stationspersonal gewonnen, dann steigt die Häufigkeit von Ausreißern auf mehr als das Doppelte bis auf ein Vielfaches an.

3.2.2. Spezifität

3.2.2.1. Analytische Spezifität

Mit der Blut-pH-Glaselektrodenmeßkette wird spezifisch die Wasserstoffionenaktivität des Blutes gemessen. Bei Ausschluß von Störungen besteht eine geringe Beeinflussung

dieser Spezifität nur durch den Alkalifehler, der durch die Anwesenheit von Lithiumionen, Natriumionen und Kaliumionen hervorgerufen werden kann.
Bei den neueren, gegenwärtig üblichen Blut-pH-Glaselektroden kann der Alkalifehler bei pH < 8,0 ignoriert werden [4]. Damit ist die Spezifität für die Messung der Wasserstoffionenaktivität hinreichend gegeben.
Die Spezifität für den Kohlendioxidpartialdruck der tonometrierten Blutproben ist durch die Spezifität der Kohlendioxidgehaltsbestimmung mit der „Mikrogasanalyse nach SCHOLANDER" gegeben. Dadurch und weil Proben desselben Blutes zum Tonometrieren verwandt werden, wie zur Bestimmung der aktuellen pH_a-Werte, liegt eine identifikationsgerechte und analytische Spezifität für die Kohlendioxid-Äquilibrationsgerade und der über diese ermittelten diagnostischen Parameter Kohlendioxidpartialdruck, Basenüberschuß und die sekundär auswertbaren Parameter Totalpufferbasen, Standard-Hydrogencarbonat und aktuelles Hydrogencarbonat vor.

3.2.2.2. Diagnostische Spezifität

Das Ergebnis der Analyse des Säuren-Basen-Gleichgewichtes gibt die genannte komplexe Information über die Art, das pathogenetische Prinzip und den quantitativen Grad der Störung sowie über den Grad (keine, teilweise oder vollständige Kompensation) der körpereigenen Kompensationsvorgänge. Aus dem Analysenergebnis allein kann jedoch nicht auf die Ätiologie (z. B. diabetische Azidose) der Störung geschlossen werden. Auch besteht keine Spezifität hinsichtlich einzelner fixer Säuren (z. B. Lactat, Pyruvat), da das Analysenergebnis die Bilanz des Säuren-Basen-Gleichgewichtes hinsichtlich aller sauren und basischen Valenzen darstellt und die Methodik so ausgelegt ist, daß eine optimale Spezifität in bezug auf den differentialdiagnotischen Informationsgehalt und die therapeutischen Konsequenzen erzielt wird.
Eine differentialdiagnostische Spezifität besteht für die Säuren-Basen-Parameter in folgender Hinsicht:

a) Aktueller pH-Wert
Der aktuelle pH-Wert entspricht der quantitativen Relation zwischen dem Grad der Störung und der körpereigenen Kompensation.
Differentialdiagnostisch sind drei Möglichkeiten wie folgt zu interpretieren:

— Aktueller pH-Wert unterhalb des Normbereiches = spezifischer Laborbefund einer Azidose!
— Aktueller pH-Wert oberhalb des Normbereiches = spezifischer Laborbefund einer Baseose!
— Aktueller pH im Normbereich:
  Sind auch der Kohlendioxidpartialdruck und der Basenüberschuß im Normbereich, dann ist damit eine Störung des Säuren-Basen-Gleichgewichtes objektiv ausgeschlossen. Sind der Kohlendioxidpartialdruck und der Basenüberschuß außerhalb des Normbereiches, dann informiert der normale aktuelle pH-Wert über eine vollständige Kompensation der Störung.

b) Aktueller Kohlendioxidpartialdruck
Der aktuelle Kohlendioxidpartialdruck ist spezifisch für respiratorische (pulmonal be-

dingte) Störungen bzw. die respiratorische Kompensation von nicht-respiratorischen Störungen.
Differentialdiagnostisch sind drei Möglichkeiten wie folgt zu interpretieren:

— aktueller Kohlendioxidpartialdruck unterhalb des Normbereiches
  = respiratorische (hyperventilationsbedingte) Baseose oder respiratorische Kompensation (durch Hyperventilation) einer nicht-respiratorischen Azidose,
— aktueller Kohlendioxidpartialdruck oberhalb des Normbereiches
  = respiratorische (hypoventilationsbedingte) Azidose oder respiratorische Kompensation (durch Hypoventilation) einer nicht-respiratorischen Baseose. Wegen der Dominanz der Sauerstoffversorgung sind nur minimale respiratorische Kompensationswirkungen bei einer nicht-respiratorischen Baseose möglich,
— aktueller Kohlendioxidpartialdruck im Normbereich
  = keine respiratorische Störung oder Kompensation.

c) Basenüberschuß
Der Basenüberschuß ist spezifisch für alle nicht-respiratorischen Störungen bzw. die nicht-respiratorisch bedingte Kompensation der respiratorischen Störungen. Differentialdiagnostisch sind drei Möglichkeiten wie folgt zu interpretieren:

— Basenüberschuß unterhalb des Normbereiches
  = nicht-respiratorische Azidose oder nicht-respiratorische Kompensation einer respiratorischen Baseose,
— Basenüberschuß oberhalb des Normbereiches
  = nicht-respiratorische Baseose oder nicht-respiratorische Kompensation einer respiratorischen Azidose,
— Basenüberschuß im Normbereich
  = keine nicht-respiratorische Störung oder Kompensation.

Die Tab. 4 und 5 enthalten Übersichten zur differentialdiagnostischen Interpretation der Prüfergebnisse hinsichtlich
— der Art der Störung (respiratorisch/nicht-respiratorisch),
— dem Grad der physiologischen Kompensation der Störung (vollständig, teilweise, nicht).

Quantitativ bedeutsame Regulationen des Säuren-Basen-Gleichgewichtes erfolgen nur durch die Lungen (Elimination und im begrenzten Umfange Retention der Kohlensäure als Kohlendioxid) und durch die Nieren (Elimination oder Retention der fixen Säuren und Basen durch glomeruläre Filtration und die spezifischen Wirkungen der Carboanhydrase-, Phosphat- und Glutaminasemechanismen der distalen Tubuli). Generell werden respiratorische Störungen renal und nicht-respiratorische Störungen pulmonal kompensiert. Bei Funktionseinschränkungen beider Organe kann es zur Kombination einer respiratorischen und renalen Azidose kommen, die wegen des Ausfalls von Kompensationsmöglichkeiten schnell einen lebensbedrohlichen Schweregrad annimmt (z. B. Schocklungen und Schocknieren).
Bei den nicht kompensierten Störungen ist die Differenzierung immer eindeutig möglich. Bei den teilweise kompensierten Störungen ist die Differenzierung gleichermaßen möglich, weil der Schweregrad der Störung und damit die quantitative Abweichung des spezifischen Parameters größer als der Kompensationsgrad und die quantitative Abweichung des diesbezüglichen spezifischen Parameters ist.

Bei den relativ selten vorliegenden, vollständig kompensierten Störungen ist wegen der quantitativ gleichwertigen Parameteränderung und des im Normalbereich sich befindenden pH_a-Wertes eine Differenzierung nach der Art der Störung allein aus den Säuren-Basen-Parametern des Blutes nicht möglich. Die Zuordnung ist jedoch durch die organbezogene Diagnose oder Verdachtsdiagnose (Indikation) fast ohne Ausnahme möglich und wird gegebenenfalls unter Verwendung weiterer organspezifischer Laborparameter vorgenommen.
Die „oder"-Angaben in Tab. 4 resultieren aus den möglichen differenten Schweregraden der Störung und der meist nur teilweisen Kompensation der Störung. Die Einteilung der Azidosen und Baseosen nach ihrem Schweregrad kann Tab. 5 entnommen werden. Dabei ist jedoch zu berücksichtigen, daß die Rückwirkungen der Störungen auf den Organismus fast ausschließlich durch die Änderungen der Wasserstoffionenaktivität hervorgerufen

Tabelle 4
Differentialdiagnose der Störungen des Säuren-Basen-Gleichgewichtes

Veränderungen im Blut	Art der Störung			
	respiratorische		nicht-respiratorische	
	Azidose	Baseose	Azidose	Baseose
ohne Kompensation				
pH_a	↓	↑	↓	↑
BÜ	NB	NB	↓	↑
$PaCO_2$	↑	↓	NB	NB
Cl^-	NB	NB	NB	NB
bei Kompensation				
pH_a	GB— oder ↓	GB+ oder ↑	GB— oder ↓	GB+ oder ↑
BÜ	↑ oder GB+	↓ oder GB—	↓	↑
$PaCO_2$	↑	↓	↓	GB+
Cl^-	(↓)	(↑)	(↑)	(↓)
Kompensatorische Regulation	renal H^+- und Cl^--Elimination und HCO_3^--Reabsorption erhöht	renal HCO_3^--Elimination erhöht	pulmonal alveoläre Hyperventilation	pulmonal alveoläre Hypoventilation
häufigster Harnbefund				
pH	↓ < 5,5	↑ > 6,0	↓ oder NB	↑
titrierbare Azidität	↑	NB oder ↓	↑ oder NB	↓ oder NB
HCO_3^-	↓ oder ∅	↑	∅	↑
Cl^-	(↑)	(↓)	(↓)	(↑)
NH_4^+	↑	∅	↑ oder ∅	∅

Legende zu Tabelle 4

Die in der Tabelle verwendeten Symbole haben für die Zuordnung der Parameter zu den diagnostischen relevanten Bereichen folgende Bedeutung:

↓ = Parameter im pathologischen Bereich unterhalb des unteren Grenzbereiches
↑ = Parameter im pathologischen Bereich oberhalb des oberen Grenzbereiches
GB− = Parameter im unteren Grenzbereich
GB+ = Parameter im oberen Grenzbereich
NB = Parameter im Normbereich
∅ = Parameter im Harn nicht nachweisbar
(↑) (↓) = Trendabweichung zu erhöhten = (↑) oder erniedrigten (↓) Werten ohne zuverlässige Zuordnungsmöglichkeit zu den Bereichen

Die Chloridionenänderungen (Cl^-) als quantitativ bedeutendstes Anion kompensieren wegen der erforderlichen Elektroneutralität sekundär die HCO_3^--Änderungen. Sie haben keine diagnostische Spezifität für Säuren-Basen-Störungen.

Bei metabolischen Baseosen mit K^+-Mangel, Dehydration und bei Verlust von Magensaft kann der Harn-pH vermindert, die titrierbare Azidität und die NH_4^+-Ausscheidung normal oder leicht erhöht sein.

Tabelle 5
Einteilung der Azidosen und Baseosen nach dem Schweregrad

Schweregrad der Störung	Art der Störung			
	respiratorisch		nicht-respiratorisch	
	Azidose $PaCO_2$ (kPa)	Baseose $PaCO_2$ (kPa)	Azidose −BÜ ($mmol \cdot l^{-1}$)	Baseose +BÜ ($mmol \cdot l^{-1}$)
gering	6,1 ... 6,8	4,3 ... 3,9	−5,9 ... − 9,5	+5,9 ... + 9,5
mittel	6,9 ... 8,1	3,8 ... 2,7	−9,6 ... −14,0	+9,6 ... +14,0
hoch	>8,1	<2,7	>−14,0	>+14,0

werden, für die aber pH_a der spezifische Parameter ist. Da der pH_a sowohl vom Schweregrad der Störung als auch vom Kompensationsgrad direkt abhängt, ist dessen Wert zusätzlich in die Beurteilung einzubeziehen. Eine Azidose ist als geringgradig zu bewerten, wenn pH_a im Bereich von 7,33 bis 7,28 liegt. Die Azidose ist mittelgradig bei Ergebnissen von 7,27 bis 7,15 und hochgradig bei Werten unterhalb 7,15 zu bewerten.

Analog gelten für die Einteilung der Baseosen die Bereiche pH_a 7,49 bis 7,55 als geringgradig, pH_a 7,56 bis 7,65 als mittelgradig und pH_a größer 7,65 als hochgradig.

Es muß darauf hingewiesen werden, daß bei aktuellen pH_a-Werten kleiner als 7,15 pH-Einheiten oder größer als 7,75 pH-Einheiten wegen der akuten, möglicherweise lebensbedrohlichen Gefährdung des Patienten die Labormitarbeiter verpflichtet sind, das Prüfergebnis dem behandelnden Arzt wegen der notfalltherapeutischen Konsequenzen unverzüglich mitzuteilen.

Für die unverzügliche Befundübermittlung trägt der verantwortliche Laborarzt oder Fachwissenschaftler die volle Verantwortung.

Bei aktuellen pH_a-Werten kleiner als 7,25 pH-Einheiten oder größer als 7,65 pH-Einheiten sind die Prüfergebnisse unmittelbar nach Abschluß der pH-Bestimmung der äquilibrierten

Tabelle 6
Übersicht zu differentialdiagnostischen Kriterien für den objektiven Nachweis der nicht-respiratorischen renalen Azidosen und der nicht-respiratorischen extrarenalen Azidosen

Art der Azidose	Blutbefunde				Harnbefunde			
	Blut-Harn-pH-Gradient	pH_a	BÜ	harnpflichtige Substanzen	pH	titrierbare Azidität	HCO_3^-	NH_4^+
nicht-respiratorische extrarenale Azidose	Blut-pH_a minus Harn-pH größer 2,2	↓ oder GB	↓	im Referenzbereich	↓	↑ oder GB	∅	↑
nicht-respiratorische renale Azidose	Blut-pH_a minus Harn-pH kleiner 1,8	↓ oder GB	↓	↑ oder GB	GB oder NB	↓ oder GB—	∅ oder ↓	∅ oder GB

Legende zu Tabelle 6:
Die verwendeten Symbole haben die gleiche Bedeutung wie in Tab. 4.
Der Tabelle ist zu entnehmen, daß der Blut-Harn-pH-Gradient die höchste Trennschärfe aufweist (GB 2,2 ... 1,8 pH-Einheiten), gefolgt von der titrierbaren Azidität und den harnpflichtigen Substanzen.
Hinweise auf eine renale Azidose geben ein Harn-pH $>5,9$ und eine erhöhte HCO_3^--Konzentration sowie nicht nachweisbares NH_4^+.

Blutproben auszuwerten und das Ergebnis dem behandelnden Arzt unverzüglich mitzuteilen. Die unverzügliche Befundübermittlung ist auch bei Prüfergebnissen mit Werten für BÜ kleiner als $-15{,}0 \text{ mmol} \cdot l^{-1}$ und $PaCO_2$ kleiner als 2,80 kPa erforderlich.
Da die diagnostische Spezifität des BÜ auf nicht-respiratorische Störungen oder Kompensationswirkungen begrenzt ist, kann am BÜ nicht entschieden werden, ob es sich um eine renale gastrointestinale, metabolische oder hämodynamisch verursachte Störung handelt. Oft ist diese Zuordnung bereits mit der Indikation zur Prüfung des Säuren-Basen-Gleichgewichtes schon entschieden. Öfter ist jedoch die diagnostisch wichtige Differenzierung in nicht-respiratorische renale und nicht-respiratorische extrarenale Azidose notwendig. Über die wichtigsten Kriterien informiert Tab. 6.
Die „oder"-Angaben in Tab. 6 sind auf differente Schweregrade der Azidosen und deren Kompensation sowie auf die nicht berücksichtigte weitere Differenzierung der renalen Azidosen in glomeruläre renale Azidosen (Filtrationsinsuffizienz) und in tubuläre renale Azidosen zurückzuführen, die zu differenten Harnbefunden führen. Die renalen Azidosen sind jedoch durch den pH_a und die Retention harnpflichtiger Substanzen eindeutig zu differenzieren.
Die Kenntnisse zur diagnostischen Spezifität der Säuren-Basen-Parameter sowie deren differentialdiagnostischer Informationsgehalt ist für den verantwortlichen Laborarzt oder Fachwissenschaftler deshalb von Bedeutung, weil er gegenüber Ärzten aller Fachrichtungen zur richtigen Interpretation der Prüfergebnisse verpflichtet ist und für diese die volle Verantwortung trägt.

3.2.3. Störanfälligkeit

Bei Einhaltung der Anforderungen der Standardvorschrift ist die Störanfälligkeit gering.
Die möglichen Störungen können nach ihrer Ursache in reagenzienabhängige, geräteabhängige sowie prüfmaterialabhängige Störfaktoren gruppiert werden.
Reagenzienabhängige Störungen entstehen durch eine kontaminierte oder nicht vollständig gesättigte Kaliumchlorid-RL und durch kontaminierte oder unsachgemäß aufbewahrte Standardpufferlösungen. Letztere führen bei der Standardpufferlösung E schneller zu pH-Veränderungen, weil deren pH-Wert stärker vom pK-Wert differiert. Im weiteren Sinne gehören auch nicht bemerkte Störungen bei der Herstellung der Standardpufferlösungen und bei der Bestimmung des Kohlendioxidgehaltes der Tonometriergase zu dieser Störfaktorengruppe.
Von den geräteabhängigen Störfaktoren sind die Temperierung der Meßkette und des Mikrotonometers wegen der direkten Rückwirkung von Temperaturschwankungen größer als ±0,2 °K auf den pH-Meßwert und den Kohlendioxidpartialdruck der äquilibrierten Blutproben von besonderer Bedeutung. Sie können jedoch durch die vorgeschriebenen Kontrollen und die Verwendung temperierter Lösungen weitgehend vermieden werden. Die Temperaturkontrolle muß möglichst nahe an der Elektrolytbrücke der Blut-pH-Glaselektrodenmeßkette und nahe an den Tonometrierkammern durchgeführt werden. Die Kontrolle am Abflußstutzen des Mikrotonometers und im Abflußschlauch des Zirkulationssystems nahe der Silber-Silberchlorid-Elektrode und der Blut-pH-Glaselektrode ist ein gerätetechnisch erzwungener Kompromiß ohne Alternative seitens des Nutzers. Zumindest an den genannten drei Stellen sollte regelmäßig die Temperatur kontrolliert werden, um analytisch relevante Temperaturgradienten im Zirku-

lationssystem auszuschließen. An der Blut-pH-Glaselektrode kann es durch Proteinablagerungen zu Störungen kommen, wenn die Elektrode nicht luftblasenfrei gefüllt wird und das Absaugen des Blutes nicht unter gleichzeitigem Ansaugen von Standardpufferlösung E erfolgt. Diese Störung kann zusammen mit denen, die aus einer unvollständigen Elektrodenfüllung, ungenügenden Mischung des Prüfmaterials und einer inadäquaten Strömungsgeschwindigkeit der Tonometriergase resultieren, zur Gruppe Bedienfehler zusammengefaßt werden, für die es keine objektive Basis gibt. Störungen durch inadäquate Strömungsgeschwindigkeit der Tonometriergase entstehen oft, weil mit den üblichen Druckminderern (Reduzierventile) die Gasströmung schwer über die erforderliche Zeit konstant zu halten ist (abhängig vom Druck im Druckgasbehälter).
Nach längerem Betreiben, nach Reparaturen oder Wechseln von Verschleißteilen am Mikrotonometer, aber auch bei neuen Geräten kommt es vor, daß die Tonometerkammern nicht korrekt zentriert sind, so daß für die Kammern differente Kreisbewegungen beim Tonometriervorgang resultieren. Folge sind erheblich differente Tonometrierzeiten bis zur vollständigen Äquilibrierung des Blutes für die einzelnen Kammern, die nach den genannten Bedingungen, zumindest alle 6 Monate experimentell zu überprüfen sind.

3.2.4. Aufwand

Die Aufwandanalyse wurde im Zeitraum von 1976 bis 1980 als betriebsökonomische Studie durchgeführt [16] und präzisierte vorhergehende Stichproben aus verschiedenen Laboratorien.

3.2.4.1. Arbeitszeitaufwand

Bei regelmäßiger Anwendung des Prüfverfahrens sind im Mittel täglich 35 min für den Unterhalt erforderlich. Die Analysenzeit für eine komplette Säuren-Basen-Bestimmung liegt bei 40 min und kann auch bei Serienanalysen nicht wesentlich gesenkt werden. Der präanalytische Zeitaufwand zur Gewinnung des Prüfmaterials liegt unter Laborbedingungen bei 12 bis 15 min und steigt bei Gewinnung von hyperämisch-kapillärem Blut unter stationären Bedingungen wegen der Wartezeit bis zum Eintritt der Hyperämie erheblich an und kann bis zu 30 min betragen.
Die angegebene Zeit für den Unterhalt schließt regelmäßige Wartungsarbeiten ein, auch wenn diese nicht täglich durchzuführen sind.
Der hohe präanalytische Zeitanteil ist zusammen mit der Störanfälligkeit die entscheidende Ursache dafür, daß mit Blutgas-Säuren-Basen-Analysenautomaten die erwarteten und vom Hersteller deklarierten Analysenzahlen nicht erreicht werden.

3.2.4.2. Geräte

Die Prüfmethode kann ohne Importe mit der „Gerätekombination zur Bestimmung des Säuren-Basen-Gleichgewichtes" angewendet werden. Diese besteht aus der thermostatierten Meßkette, dem pH-Verstärker, dem Mikrotonometer und dem Zirkulationsthermostaten. Als Zubehör sind erforderlich: Druckminderer (Reduzierventile), möglichst 4 Druckgasbehälter, Thermometer, Stoppuhr, Kapillaren und gleichdimensionierte PVC-Schläuche, Stahlstifte, Verschlußpaste, Lanzetten. Es muß ständig eine Blut-pH-Glaselektrode als Ersatz verfügbar sein, da im Mittel der reguläre Bedarf bei 2 bis 3 pro Jahr liegt. Jedoch sollte auch eine komplette Meßkette als Ersatz verfügbar sein.

Importgeräte der Firmen Eschweiler/BRD, Radiometer/Dänemark und Radelkis/Ungarn können benutzt werden. Möglicherweise erfüllen andere Importgeräte ebenfalls die Anforderungen der Standardvorschrift, jedoch liegen erforderliche, systematische Vergleichsuntersuchungsergebnisse noch nicht vor.

3.2.4.3. Reagenzien und Tonometriergase

Heparin-RL
Als Heparin-RL ist Heparin „Richter", Ampullen mit $5 \cdot 10^6$ I.E. lösliches Heparin je Liter, zu verwenden.

Kaliumchlorid	puriss.
Silberchlorid	
Kaliumdihydrogenphosphat**	Puffersubstanz
Dinatriumhydrogenphosphat**	Puffersubstanz
Ethanol (96 Vol.-%)	puriss., 2. AB-DDR
Ethanol (70 Vol.-%)	2. AB-DDR
Finalgon forte-Salbe®	

Tonometriergas I
Gasgemisch aus 4 Volumenteilen Kohlendioxid und 96 Volumenteilen Sauerstoff bzw. Gasgemisch aus Kohlendioxid, Sauerstoff und Stickstoff, das 4 Vol.-% Kohlendioxid und mindestens 21 Vol.-% Sauerstoff enthält.
Der Kohlendioxidgehalt des jeweiligen Gasgemisches ist, wie unter „Allgemeine Prüfmethoden, Bestimmung des Kohlendioxid- und Sauerstoffgehaltes in Gasgemischen, Mikrogasanalyse nach SCHOLANDER" angegeben, zu bestimmen, da das vom Hersteller angefertigte Eichzertifikat für die Verwendung des Gasgemisches als Tonometriergas I unzureichend ist.

Tonometriergas II
Gasgemisch aus 8 Volumenteilen Kohlendioxid und 92 Volumenteilen Sauerstoff bzw. Gasgemisch aus Kohlendioxid, Sauerstoff und Stickstoff, das 8 Vol.-% Kohlendioxid und mindestens 21 Vol.-% Sauerstoff enthält. Der Kohlendioxidgehalt des jeweiligen Gasgemisches ist, wie für Tonometriergas I angegeben, zu bestimmen.

3.2.4.4. Kostenaufwand

Die Beschaffungskosten für Geräte sind den Angaben der Hersteller zu entnehmen.
Die Angaben zu den Unterhaltskosten wurden durch die Kostenaufwandanalyse der Jahre 1976 bis 1980 ermittelt [16]. Im 5-Jahresmittel betrugen die finanziellen Aufwendungen

für die Kostenarten	$\bar{x} \pm s\%$
Grundmittelabschreibungen (M/a) (nur Geräte)	2054 ± 32%
Arbeitsmittelabschreibungen (M/a)	98 ± 49%
Laborbedarf (M/a)	1018 ± 26%
gesamt (M/a)	3170 ± 18%
Gehaltskosten (M/a)	6038 ± 29%
insgesamt (M/a)	9208 ± 23%

Die Kosten pro Einzelbestimmung der Säuren-Basen-Parameter betrugen für

Laborbedarf (M/a)	1,44 ± 31%
Gehalt (M/a)	8,31 ± 19%
insgesamt (M/a)	12,80 ± 15%

3.3. Kommentierung der einzelnen Abschnitte der Standardvorschrift

3.3.1. Vorbereitung der Gerätekombination

Richtige Temperierung der Gerätekombination, richtige Wasserfüllung der Temperier- und Anfeuchtflaschen und richtige, konstante Strömungsgeschwindigkeit der Tonometriergase sind wegen der Temperaturabhängigkeit des pH-Wertes und der Einflüsse von Temperatur, Wasserdampfdruck und Strömungsgeschwindigkeit auf die Gaspartialdrücke nicht nur wesentliche Voraussetzungen für zuverlässige Prüfergebnisse, sondern auch für deren Übertragung auf Körperbedingungen (37 °C, volle Wasserdampfsättigung, HbO_2 = 98 bis 100%) bei der diagnostischen Bewertung.
Zu geringe Strömungsgeschwindigkeit der Tonometriergase führt zu geringeren Kohlendioxidpartialdrücken im Blut in Relation zu den Kohlendioxidpartialdrücken der Tonometriergase. Bei zu hoher Strömungsgeschwindigkeit kommt Wasser in die Tonometrierkammern und führt zur Hämolyse.

3.3.2. Einstellung des pH-Meßgerätes

Die korrekte Einstellung des pH-Meßgerätes und dessen Kontrolle vor jeder Bestimmung des pH-Wertes im Blut sind notwendig, damit die Summe der Störspannungsanteile während der Messung konstant gehalten wird und aus dem Spannungswert der Meßkette E_G auf den pH-Wert mit der entsprechenden Präzision geschlossen werden kann.
Vorwiegend durch Alterung und teilweise durch Verschleiß verschlechtert sich die Elektrodensteilheit, so daß nach 6 bis 12 Monaten die Einstellung der Elektrodensteilheit auch unabhängig von deren Betriebsdauer nicht mehr gelingt. Daher ist in der Regel nach 6 bis 9 Monaten eine neue Blut-pH-Kapillarelektrode erforderlich.

3.3.3. Prüfmaterial

Die Anforderungen an die Gewinnung, Lagerung, Probenüberführung und während des Äquilibrierens wurden bereits im Kap. 1.5. ausführlich beschrieben. Die entsprechenden Angaben sind dort zu entnehmen.

3.3.4. Bestimmung des aktuellen pH-Wertes im Blut

Spülen und luftblasenfreie Füllung der Blut-pH-Kapillarelektrode mit Standardpufferlösung E sowie die Einhaltung der Ablesezeit (Stoppuhr!) sind wichtige Voraussetzungen für die Kontrolle der Einstellung des pH-Meßgerätes, weil sonst eine Elektrodendrift vor-

getäuscht wird, nach der die Einstellung des pH-Meßgerätes wiederholt werden muß. Ist bei der ersten Kontrolle der pH-Wert 7,386 im angegebenen Toleranzbereich nicht zu reproduzieren, dann wird die Kontrolle bis zu dreimal wiederholt. Erst wenn dann der pH-Wert 7,386 nicht reproduziert werden kann, wird eine erneute Einstellung des pH-Meßgerätes vorgenommen.
Vor der Ausführung der Bestimmung ist auf eine „Lufttrocknung" der Blut-pH-Kapillarelektrode zu achten, da Pufferrestmengen die Prüfergebnisse verfälschen.
Die Füllung der Blut-pH-Kapillarelektrode muß unbedingt luftblasenfrei und vollständig erfolgen. Dabei ist zu beachten, daß eine nicht luftblasenfreie Füllung leicht, eine am Kapillareingang unvollständige Füllung schwer erkennbar ist. Das gilt sowohl für Pufferlösungen als auch für Blut.
Auf eine nicht kontaminierte und gesättigte Elektrolytbrückenlösung ist besonders zu achten. Wenn möglich, sollte die Temperierzeit nach deren Wechsel, von 3 auf 5 min verlängert werden.
Die Einstellzeit der Blut-pH-Kapillarelektrode kann variieren, weshalb der 1. Hinweis der Standardvorschrift zu beachten ist.

3.3.5. Tonometrieren des Blutes

Die angegebenen Tonometrierzeiten sind unbedingt einzuhalten.
Ein Unterschreiten hat zu geringe Kohlendioxidpartialdrücke im Blut zur Folge, wodurch der aktuelle Kohlendioxidpartialdruck und BÜ zu hoch bestimmt wird. Eine Überschreitung führt zur Hämolyse, wodurch der aktuelle Kohlendioxidpartialdruck und BÜ zu niedrig bestimmt werden.
Die Strömungsgeschwindigkeit der Tonometriergase läßt sich bei den üblichen zweistufigen Reduzierventilen besser einregulieren, wenn die erste Reduzierstufe durch Herausschrauben der Einstellschraube auf einen Druck von 130 bis 150 kPa eingestellt wird.
Wird die erforderliche serielle Präzision der Tonometrierzeit nicht erreicht, dann sind die Tonometrierzeiten für alle Tonometerkammern experimentell zu ermitteln. Dazu werden Vierfachmessungen des pH-Wertes der gleichen Blutprobe (beide Kammern der gleichen Tonometerseite benutzen!) bei einer Tonometrierzeit von 2, 3, 4 usw. bis 10 min durchgeführt. Der Eintritt der Konstanz der pH-Meßwerte liegt in der Regel zwischen der 2. und 4. Minute und ist ausschlaggebend für die minimal notwendige Tonometrierzeit. Der Beginn des Abfalls der pH-Meßwerte (= Beginn der mechanischen Hämolyse) liegt bei Tonometern mit Rotationsbewegung der Kammern in der Regel nach der 10. Minute und ist identisch mit einem Überschreiten der maximal zulässigen Tonometrierzeit. Die Prüfung ist wegen der individuellen Variation der mechanischen Resistenz der Erythrozyten mit Blutproben mehrerer Probanden durchzuführen.

3.3.6. Auswertung

Die nomographische Auswertung der Prüfergebnisse mit Ermittlung der diagnostischen Parameter aktueller $PaCO_2$ und BÜ vom aktuellen pH_a-Prüfergebnis erfolgt, wie in der Standardvorschrift angegeben, nach Berechnung des $PCO_{2\,I}$ und $PCO_{2\,II}$ der Tonometriergase. Der für deren Berechnung notwendige aktuelle Luftdruck P_B ist unbedingt mit einem

Quecksilberbarometer zu bestimmen, weil alle anderen handelsüblichen Barometer eine mangelhafte Präzision und Richtigkeit aufweisen.
Bei der Auswertung ist zur Qualitätssicherung unbedingt der Neigungswinkel der Kohlendioxid-Äquilibrationslinie zu kontrollieren und zu protokollieren. Prüfergebnisse mit einem Neigungswinkel kleiner als 51 oder größer als 61 Winkelgrade sind als grob fehlerhaft zu eliminieren. Sie sind Folge von Tonometrierfehlern oder durch eine nicht bemerkte Hämolyse bedingt.
Obligate Parameter zur diagnostischen Bewertung des Säuren-Basen-Gleichgewichtes sind der aktuelle pH_a-Wert, der aktuelle $PaCO_2$-Wert und der BÜ-Wert. Wie bei der Auswertung beschrieben, ist der kleinste Wert der Zweifachbestimmung des pH_a-Wertes, wegen des auch bei präzisen Arbeiten unvermeidbaren geringen Kohlendioxidverlustes des Prüfmaterials (Kohlendioxid diffundiert schnell und praktisch gegen Null vom Blut zur Umgebungsluft) als richtig zu bewerten und als Befund zu übermitteln. Die Ermittlung des aktuellen HCO_3^--Wertes bei der Auswertung erfordert nur einen geringen Zeitaufwand. Dessen Kenntnis ist zur Bewertung des Säuren-Basen-Gleichgewichtes nicht erforderlich. Da jedoch Elektrolytstörungen und Säuren-Basen-Gleichgewichtsstörungen häufig kombiniert sind und das aktuelle HCO_3^--Anion nach dem Chloridanion den quantitativ höchsten Stellenwert in der Anionenbilanz hat, ist es für die Bilanzierung von Elektrolytstörungen häufiger erforderlich. Eine HCO_3^--Bestimmung mit einer anderen Methode ist daher nur erforderlich, wenn keine Analyse des Säuren-Basen-Gleichgewichtes durchgeführt wird.

3.3.7. Fehlerquellen

3.3.7.1. Präanalytische Fehler

- Ungenügende Identitätssicherung
  - Verwechselung des Prüfmaterials
    (fehlende, falsche oder ungenügende Beschriftung)
- Gewinnung des Prüfmaterials
  - Ungenügende Hyperämie, Quetschen und Drücken bei der Abnahme, Verdünnung durch Heparinüberschuß
    Folge: zu niedriger pH_a- und zu hoher $PaCO_2$-Wert
  - Nichteinhaltung anaerober Bedingungen, zu langsames Arbeiten
    Folge: zu niedriger $PaCO_2$-Wert, zu hoher pH_a-Wert
  - Unruhige Atmung des Patienten bei der Abnahme
    Folge: grob fehlerhafte Prüfergebnisse, zu hohe pH_a-Differenzen der Zweifachbestimmung
  - Ungenügende Mischung des Blutes nach Verschluß der Kapillare, Gerinnselbildung
    Folge: mechanische Störungen, Prüfergebnis fehlerhaft
- Lagerung des Prüfmaterials
  - Überschreitung der zulässigen Lagerungsdauer, zu hohe Lagerungstemperatur
    Folge: zu niedriger pH_a- und BÜ-Wert, zu hoher $PaCO_2$-Wert
  - Vertikale Lagerung der Kapillaren
    Folge: Gerinnung, nicht mehr mischbar

3.3.7.2. Analytische Fehler

a) Geräteabhängige Fehler

— Mangelhafte Temperierung der Meßkette und/oder des Mikrotonometers
Folge: Meßwertverfälschung der pH-Werte indirekt proportional der Temperaturänderung, Rückwirkungen auf die tonometrierten Blutproben.
Merke: Die Temperierung ist der kritische Teil der pH-Messungen!

— Kontaminierte oder ungesättigte Brückenelektrolytlösung
Folge: Störung des Diffusionspotentials der Grenzschicht, fehlerhafte pH-Messung

— Fehlerhaft hergestellte, kontaminierte oder falsch gelagerte Standardpufferlösungen
Folge: fehlerhafte Einstellung des Nullpunktes und/oder der Elektrodensteilheit

b) Untersucherabhängige Fehler

— Ungenügende Beachtung der Anforderungen der Standardvorschrift (Bedienfehler)
Folge: fehlerhafte Prüfergebnisse, Präzisionskriterien werden nicht eingehalten

— Unvollständige Füllung der pH-Kapillarelektrode mit Standardpufferlösung
Folge: Fehleinstellung des Nullpunktes und der Steilheit

— Mangelhaftes Durchmischen des Prüfmaterials vor Probenüberführung
Folge: mechanische Störungen an der Blut-pH-Kapillarelektrode

— Ungenügende Trocknung der pH-Kapillarelektrode vor der Blut-pH-Messung
Folge: pH-Meßwertverfälschung durch Pufferlösungsreste

— Nicht anaerobe Probenüberführung
Folge: zu niedrige $PaCO_2$- und zu hohe pH_a-Werte

— Nicht luftblasenfreie Probenüberführung oder unvollständige Füllung der Elektrode
Folge: fehlerhafte pH-Messung, erhöhte pH_a-Differenz zwischen den Zweifachbestimmungen

— Absaugen des Blutes ohne gleichzeitiges Ansaugen von Pufferlösung
Folge: Proteinablagerungen auf der Kapillarglasoberfläche der Elektrode, Elektrodendrift, Einstellung von Nullpunkt und Steilheit erschwert bis unmöglich

— Tonometrierfehler

- Zu geringe Wasserfüllung in Temperier- und Anfeuchtflaschen
  Folge: PCO_2-Werte des tonometrierten Blutes entsprechen nicht dem für das Gas errechneten PCO_2 (wegen Rückwirkungen auf Temperatur und Wasserdampfdruck)
- Zu starke Wasserfüllung in den Temperier- und Anfeuchtflaschen
  Folge: Hämolyse durch Wasserübertritt in die Kammern, zu niedrige pH-Werte des Blutes
- Zu niedrige Strömungsgeschwindigkeit des Tonometriergases
  Folge: pH-Werte des tonometrierten Blutes werden zu hoch gemessen
- Zu hohe Strömungsgeschwindigkeit des Tonometriergases
  Folge: Wegen Rückwirkungen auf Wasserdampfdruck und -sättigung sowie auf Temperatur entsprechen die PCO_2-Werte des tonometrierten Blutes nicht dem für das Gas errechneten PCO_2 oder Hämolyse, dann zu niedrige pH-Werte des tonometrierten Blutes
- Unterschreiten der Tonometrierzeit
  Folge: pH-Werte zu hoch bestimmt

- Überschreiten der Tonometrierzeit
  Folge: Hämolyse, pH-Werte werden zu niedrig bestimmt
- Mangelhaft gereinigte und getrocknete Kammern
  Folge: meist Hämolyse, zu niedrige pH-Werte des tonometrierten Blutes

— Arbeiten ohne Zeitkontrolle, Ablesefehler, Rechenfehler, Auswertfehler
Folge: fehlerhafte Prüfergebnisse

3.3.8. Referenzwerte

Die Referenzwerte wurden in einer systematischen Studie [11] an 3293 Probanden im Alter von 15 bis 81 Jahren ermittelt, bei denen durch spezielle Voruntersuchungen Erkrankungen ausgeschlossen wurden, die das Säuren-Basen-Gleichgewicht beeinflussen könnten. Bei dieser Studie wurden die Anforderungen der bisher gültigen Standardvorschrift einschließlich der in diesem Kommentar beschriebenen Präzisions- und Richtigkeitskontrollen voll eingehalten. Gleichwertige oder methodisch vergleichbare Referenzwertuntersuchungsergebnisse liegen nicht vor, weil entweder das Untersuchungsgut zu klein ist (Übersicht bei [4]) oder bei größeren Untersuchungszahlen mit einer vereinfachten Methodik untersucht wurde, bei der bereits die analytischen Voraussetzungen der Präzisions- und Richtigkeitskontrolle nur unvollständig erfüllt waren.
Die statistische Prüfung der Ergebnisse der Referenzwertstudie an 3293 gesunden Probanden ergab, daß für die Säuren-Basen-Parameter keine signifikante Abhängigkeit vom Alter und vom Geschlecht besteht. Unabhängig von der fehlenden statistischen Signifikanz der aufgetretenen Differenzen, die ohnehin diagnostisch irrelevant waren, ließ sich eine Trendtendenz ebenfalls nicht nachweisen. Damit konnten die angegebenen Referenzwerte als gültig für erwachsene Personen beiderlei Geschlechts vom Fachausschuß Diagnostische Laboratoriumsmethoden der Arzneibuchkommission erklärt werden.
Der Normbereich und die Grenzbereiche wurden nach statistischen Kriterien aus den 3293 Prüfergebnissen errechnet. Dem Grenzbereich kommt generell die Bedeutung eines fraglichen, ggf. abzuklärenden Befundes zu. Infolge der biologischen Variation der Parameter und des gesamtmethodischen Fehlers der Prüfergebnisse können zufällig in den Grenzbereich die Prüfergebnisse sowohl von gesunden Personen als auch von Patienten mit geringgradigen Störungen fallen.
Die mit der Standardmethode durchgeführten Untersuchungen zur Ermittlung von Referenzwerten während fahrradergometrischen steady-state-Belastungen haben wegen der noch zu kleinen Untersuchungszahlen bisher nur orientierenden Wert [12, 14, 15]. Die Untersuchungen werden gegenwärtig zur Ableitung repräsentativer Referenzwerte fortgeführt, da sie insbesondere für die Begutachtung der Tauglichkeit und Invalidität von Bedeutung sind.

Literatur

[1] HENDERSON, L. J.: Am. J. Physiol. **21** (1908), 427; Erg. Physiol. **8** (1909), 254.
[2] HASSELBALCH, K. A.: Biochem. Zbl. **78** (1917), 112.
[3] PETERS, J. P. and D. D. VAN SLYKE: Quantitative Clinical Chemistry. I. Interpretations. Williams & Wilkins, Baltimore, 1946, 2. Ed.; II. Methods. Williams & Wilkins, Baltimore, 1932, 1. Ed.

[4] SIGGAARD-ANDERSEN, O.: The Acid-Base Status of the Blood. Copenhagen: Munksgaard 1976, 4. Ed.

[5] WINTERS, R. W., K. ENGEL and R. B. DELL: Acid base physiology in Medicine. London Company of Cleveland and Radiometers A/S of Copenhagen, II. Ed., 1969.

[6] ROBINSON, J. R.: Fundamentals of acid-base regulation. Oxford: Verlag Blackwell, 1965, II. Ed.

[7] NERNST and FARADAY: s. bei [8] und [9].

[8] SCHWABE, K.: pH-Meßtechnik (3. Aufl.). Dresden—Leipzig: Verlag Theodor Steinkopff, 1963.

[9] BATES, R. G.: Elektrometric pH determinations. Theory and practice. New York: Verlag Wiley, 1954; Chimia **14** (1960), 111; J. Res. nat. Bur. Stand. **66A** (1962), 179.

[10] LAUE, D.: Pflügers Arch. ges. Physiol. **276** (1951), 141.

[11] WILFERT, A.: Untersuchungen zum Referenzbereich der Säuren-Basen-Parameter unter Berücksichtigung des Einflusses von Rauchen und physischer Aktivität. Diplomarbeit. Ernst-Moritz-Arndt-Universität Greifswald, 1980.

[12] STRAUSS, K.: Untersuchungen zur Variationsbreite der arteriellen Blutgasparameter gesunder Probanden während Ergometer-steady-state-Belastung. Diplomarbeit. Ernst-Moritz-Arndt-Universität Greifswald, 1977.

[13] GAMBINO, S. R., P. ASTRUP, R. G. BATES, E. J. M. CAMPBELL, F. P. CHINARD, G. G. NAHAS, O. SIGGAARD-ANDERSEN and R. W. WINTERS: Report of the ad hoc committee on methodology. Ann. New York Acad. Sci. **133** (1966), 259.

[14] ECKHOLDT, K., W. ROTH, W. THIELE und E. THIELE: Blutgasanalytische und spiroergometrische Messungen bei Normalpersonen und Sportlern. Med. u. Sport **8** (1968), 102.

[15] ROTH, W., H. WUSCHECH und W. SCHNEIDER: Probleme des Säure-Basen-Gleichgewichtes in der Sportphysiologie. Med. u. Sport **9** (1969), 161.

[16] STILKE, A.: Die Erarbeitung von Kennziffern und Richtwerten zur wissenschaftlichen Begründung der Planung, Analyse, Abrechnung und Bewertung von Kapazität und Leistung ausgewählter Bereiche einer Gesundheitseinrichtung, dargestellt am Beispiel der Abteilung für klinische und pathologische Physiologie der Ernst-Moritz-Arndt-Universität Greifswald. Abschlußarbeit Sozialistische Betriebswirtschaft. Fachschule für Gesundheits- und Sozialwesen „Prof. Dr. Karl Gelbke", Potsdam 1981.

4. Kommentar zur Standardmethode: Bestimmung des Kohlendioxid- und Sauerstoffgehaltes in Gasgemischen (Mikrogasanalyse nach SCHOLANDER)

4.1. Allgemeines

Die Mikrogasanalyse nach SCHOLANDER [1] gehört zu den chemischen Referenzmethoden für auf physikalischen bzw. elektrometrischen Meßprinzipien beruhenden gasanalytischen Prüfmethoden. Für die Kalibration, Präzisions- und Richtigkeitskontrolle der physikalischen Gasanalysatoren und Meßketten sowie die Anwendung der Tonometriertechnik ist die Kenntnis des Kohlendioxid- und/oder Sauerstoffgehaltes der Vergleichsgase, ermittelt mit einer analytischen Empfindlichkeit von 0,03 Vol.-% erforderlich. Damit ist die Mikrogasanalyse nach SCHOLANDER eine notwendige Voraussetzung für die Anwendung der blutgas- und säuren-basen-analytischen Prüfmethoden, für mehrere klinisch-physiologische sowie arbeits- und leistungsphysiologische Methoden.
Nach den Kriterien Spezifität, Präzision, Richtigkeit und analytische Empfindlichkeit sind die Methoden von VAN SLYKE [2] und HALDANE [3] der mikrogasanalytischen Methode von SCHOLANDER gleichwertig. Da sie jedoch einen höheren Aufwand erfordern und eine höhere Störanfälligkeit aufweisen, werden sie gegenwärtig nur noch für vergleichende Referenzuntersuchungen zur Bestimmung des Kohlendioxid- und Sauerstoffgehaltes des Blutes angewandt, die für die o. g. Methoden nicht erforderlich sind.
Die Mikrogasanalyse nach SCHOLANDER wurde 1947 eingeführt und hat sich international bewährt. Die Standardvorschrift entspricht im wesentlichen der Originalbeschreibung.

4.2. Prinzip

Die Methode beruht auf einer sehr genauen Volumenmessung, die jeweils vor und nach der chemischen Absorption von Sauerstoff bzw. Kohlendioxid in der Reaktionskammer durchgeführt wird. Die Volumendifferenz zwischen der Bestimmung vor und nach der Absorption entspricht dem Gehalt an Sauerstoff bzw. Kohlendioxid des Gases. Zur Kompensation von Druckschwankungen während der Analyse steht die Reaktionskammer über eine Kapillare mit der Kompensationskammer in Verbindung. Die Bestimmung erfordert im wesentlichen drei analytische Schritte:

a) Bestimmung des Ausgangsvolumens durch Einstellung des Flüssigkeitstropfens an der Ringmarke der Kapillare mit der Mikrometerschraube der Mikrobürette.
b) Vollständige und spezifische Absorption des Sauerstoffs bzw. Kohlendioxids durch die spezielle Absorptionslösung in der Reaktionskammer, wobei die Volumenabnahme mit der Mikrometerschraube kompensiert wird.
c) Bestimmung des Restgasvolumens wie unter a) beschrieben nach Absorption und Temperaturausgleich.

Vollständige Absorption, vollständiger Temperaturausgleich und gleicher Dampfdruck der Absorptionslösungen sind wesentliche Grundlagen der Methode, die gewährleistet sein müssen, wenn die Volumenabnahme dem Gehalt an Sauerstoff bzw. Kohlendioxid entsprechen soll.
Die Hauptbestandteile des Mikrogasanalysengerätes sind ein Kammersystem, eine Mikrobürette und ein Quecksilberniveaugefäß, die über einen Dreiwegehahn beliebig miteinander verbunden werden können. Das Kammersystem befindet sich in einem Wasserbehälter, wodurch der für die Analyse notwendige Ausgleich der Temperatur zwischen der Reaktionskammer und den Kammerschenkeln mit den Absorptionslösungen gewährleistet wird.

4.3. Brauchbarkeit

In Relation zu anderen Methoden sind bei gleicher Präzision und Spezifität die Störanfälligkeit, die Qualifikationsanforderungen, der apparative-, Reagenzien- und Zeitaufwand geringer. Bei Einhaltung der Standardvorschrift werden zuverlässige Prüfergebnisse erreicht.

4.3.1. Präzision

Die Präzision muß bei dieser Methode, die in der Regel nur zeitweilig angewandt wird, in modifizierter Form kontrolliert werden. Die erforderliche Präzision für die bei den blutgas- und säuren-basen-analytischen Prüfmethoden verwendeten Vergleichs- und Tonometriergase ist gegeben, wenn die Differenz zwischen dem jeweils höchsten und jeweils niedrigsten Ergebnis einer Fünffachbestimmung nicht größer als 0,08 Vol.-% ist.
Wird diese Präzision nicht erreicht, dann sind drei Fünffachbestimmungen durchzuführen. Die erforderliche Präzision ist gegeben, wenn

a) die Differenz zwischen dem jeweils höchsten und jeweils niedrigsten Ergebnis von allen 15 Bestimmungen 0,12 Vol.-% nicht überschreitet;
b) die aus den drei Fünffachbestimmungen errechneten Mittelwerte die Differenz von 0,05 Vol.-% nicht überschreiten.
c) Bei Verdacht auf inkomplette Gasmischung ist die erforderliche Präzision erst gegeben, wenn die Mittelwerte aus zwei an verschiedenen Tagen durchgeführten Fünffachbestimmungen die Differenz von 0,05 Vol.-% nicht überschreiten.

Die genannten Präzisionsanforderungen ergeben sich primär aus dem Verwendungszweck der Mischgase bei den blutgas- und säuren-basen-analytischen Prüfmethoden. Deren Verwendung als Vergleichsgase ist mangels anderer zuverlässiger Möglichkeiten zur Qualitätskontrolle von außerordentlicher Bedeutung für die Sicherung von Präzision und Richtigkeit der Prüfergebnisse. Bei deren Verwendung als Tonometriergase sind die Anforderungen zur Qualitätssicherung der analytischen Schritte „Bestimmung der Blutgasbezugswerte" (bei der Bestimmung des Sauerstoffpartialdruckes des arteriellen Blutes) und „Bestimmung des pH-Wertes im tonometrierten Blut" (bei der Bestimmung des Säuren-Basen-Gleichgewichtes) notwendig.

Durch Serienanalysen bei verschiedenen homogenen Mischgasen mit mehr als 30 Bestimmungen des Kohlendioxid- und Sauerstoffgehaltes pro Tag und an 5 aufeinanderfolgenden Tagen von mehreren Untersuchern wurde nachgewiesen, daß eine wesentlich bessere Präzision mit der Methode erreichbar ist.
Es ist jedoch nur die oben angegebene Präzision erforderlich, weil die in Rechnung zu stellenden Abweichungen der Prüfergebnisse von dem absolut richtigen Gehalt des Gases an Kohlendioxid bzw. Sauerstoff unterhalb der Nachweisgrenze der Meßketten zur Sauerstoffpartialdruck- und pH-Bestimmung bleiben.
Die retrospektive Auswertung der Primärdaten von 625 Bestimmungen durch 12 Untersucher ergab, daß bei 88% aller Bestimmungen die Präzisionsanforderung durch eine Fünffachbestimmung bereits erreicht wurde. Bei 9% aller Bestimmungen wurde die geforderte Präzision erst durch drei Fünffachbestimmungen erreicht, bei weiteren 1,5% erst bei den nochmaligen drei Fünffachbestimmungen am nachfolgenden Tag. Bei 1,5% aller Bestimmungen wurde die geforderte Präzision untersucherabhängig (2 Personen) auch bei mehrfachen Wiederholungen nicht erreicht. Die Einhaltung der Anforderungen an die Präzision der Methode sind zugleich Kriterien für die Qualifikation des Untersuchers, der mit der eigenverantwortlichen Durchführung der Bestimmungen beauftragt wird, da bei der Prüfmethode untersucherabhängige Präzisionsschwankungen generell in Rechnung zu stellen sind.

4.3.2. Spezifität

Die Prüfergebnisse sind für den Kohlendioxid- und Sauerstoffgehalt in Gasgemischen spezifisch. Auf Grund der Spezifität der Methode sind die Prüfergebnisse innerhalb der durch die Präzision gegebenen Grenzen zugleich richtig und erfüllen diesbezüglich alle Anforderungen der Anwendungsbereiche.
Eine Spezifität für den errechenbaren Stickstoffgehalt besteht nicht und die Präzision des errechneten Stickstoffgehaltes wird wesentlich von den in Gasgemischen enthaltenen Edelgas- bzw. Restgasgehalt beeinflußt.

4.3.3. Störanfälligkeit

Bei Einhaltung der Anforderungen der Standardvorschrift ist die Störanfälligkeit gering und es werden zuverlässige Analysenergebnisse erzielt.
Wird die erforderliche Präzision bei einem Gasgemisch nicht und bei anderen Gasgemischen erreicht, dann ist zunächst nicht die Präzision, sondern die notwendige komplette Mischung der Gase im Druckgasbehälter in Frage zu stellen. Die Druckgasbehälter sollen einen Kunststoffstreifen enthalten, der beim „Rollen“ des Druckgasbehälters nach der Füllung die komplette Mischung der Gase herbeiführt. Fehlt dieser Streifen, dann ist die Gasmischung häufig inkomplett und die Analysenergebnisse weisen große Differenzen auf. Durch Schütteln des Druckgasbehälters kann „hörbar“ kontrolliert werden, ob dieser einen Kunststoffstreifen enthält. Bei Fehlen des Kunststoffstreifens oder ungenügendem „Rollen“ des Druckgasbehälters wird in der Regel die erforderliche komplette Gasmischung erst nach 42 d erreicht. Eine horizontale Lagerung der Druckgasbehälter begünstigt die komplette Mischung, während senkrecht stehende Druckgasbehälter dieser entgegenwirken.

Unterschreitet im Temperierwasserkasten die Temperatur 19,0 °C, dann kann es zu Störungen beim Spülen der Reaktionskammer kommen. Ausfallende Kristalle der Glycerol-Natriumsulfat-RL können das Quecksilber verunreinigen.
Nicht erkannte Fehler bei der Durchführung der Bestimmungen führen meist zu grob fehlerhaften Ergebnissen, so daß diese wegen der großen Differenz zu anderen Analysenergebnissen leicht erkennbar sind.
Geringe Überschreitungen der Präzisionskriterien sind oft darauf zurückzuführen, daß die erforderliche Zeit zum Temperaturausgleich zwischen Reaktionskammer und dem Temperierwasserkasten nicht eingehalten wird.

4.3.4. Aufwand

Die apparativen Beschaffungs- und Wartungskosten sind im Vergleich zu denen der blutgas- und säuren-basen-analytischen Prüfmethoden gering.
Der Arbeitszeitaufwand für die Vorbereitung und Durchführung der Bestimmungen einschließlich der Berechnungen, Wartung u. dgl. für die Analyse des Kohlendioxid- oder Sauerstoffgehaltes eines Mischgases beträgt untersucherabhängig variierend zwischen 3 und 5 h und erhöht sich auf 4 bis 7 h bei der Bestimmung des Kohlendioxid- und Sauerstoffgehaltes. Da die Prüfmethode nur zeitweilig angewandt wird, kann der Arbeitszeitaufwand der Vorbereitungsarbeiten durch die aufeinander folgenden Bestimmungen von mehreren Mischgasen um etwa 20 % reduziert werden, jedoch ist eine Reduzierung des Zeitaufwandes zur Durchführung der Bestimmungen dadurch nicht zu erreichen.
Der Arbeitszeitaufwand für die zur Durchführung und Qualitätssicherung der blutgas- und säuren-basen-analytischen Bestimmungen liegt bei 1 bis 2 % der Arbeitszeit, die bei der nachfolgenden Verwendung des Mischgases aufgewendet wird. Er ist folglich als gering einzuschätzen.
Die Anwendung dieser gasanalytischen Prüfmethode in der Laboratoriumsdiagnostik stellt primär Anforderungen an die Qualifikation des Untersuchers und die Arbeitsorganisation. Demgegenüber ist der notwendige Arbeitszeitaufwand nach Einführung der Prüfmethode ins Methodenspektrum des Laboratoriums für deren regelmäßige Anwendung von untergeordneter Bedeutung.
Die Kosten für Reagenzien pro Jahr sind auch bei häufigerer Anwendung der Prüfmethode als gering einzuschätzen.
An Reagenzien werden benötigt:

β-Anthrachinonsulfonat, Natriumsalz puriss.
Glycerol AB (D.L.)-DDR
Kaliumdichromat p.A.
Kaliumhydroxid p.A.
Natriumdithionit puriss.
Natriumsulfat, wasserfrei, puriss.
Schwefelsäure, konz., p.A.
Quecksilber puriss.
Vakuumfett

4.4. Kommentierung der einzelnen Abschnitte der Standardvorschrift

4.4.1. Vorbereitung des Gerätes

Nach der Originalvorschrift von SCHOLANDER [1] sollen Teile der Reaktionskammer mit einem wasserabstoßenden Belag versehen werden. Dieses Vorgehen erhöht den Zeitaufwand nicht unerheblich und ist nur notwendig, wenn für spezielle wissenschaftliche Untersuchungen die Empfindlichkeit der Methode erhöht werden muß. Gesäuberte Glasteile, richtig gefettete Kugelschliffe der Hähne mit fest sitzenden Hahnsicherungen und die Verwendung von reinem Quecksilber sind eine unbedingt notwendige Voraussetzung für korrekte Bestimmungen. Gleiches gilt für die luftblasenfreie Füllung der Mikrobürette mit Quecksilber und das Entfernen der Luft aus dem Kammersystem.
Die Prüfung des Kammersystems auf Luftfreiheit und Dichtigkeit der Hähne und der Mikrobürette ist mit besonderer Sorgfalt durchzuführen, da sonst eine genaue Volumenmessung nicht möglich ist.
Bei der Einfüllung der Absorptionslösungen ist insbesondere in bezug auf die Sauerstoffabsorptionslösung schnelles Arbeiten erforderlich, um die Absorption von Sauerstoff aus der Umgebungsluft möglichst gering zu halten. Die anschließende Prüfung auf Luftfreiheit und Dichtigkeit ist von gleicher Bedeutung, wie oben beschrieben.
Kommt es beim Säubern der Reaktionskammer zum Kontakt der Spülflüssigkeit mit den Absorptionslösungen, dann müssen diese aus den Kammerschenkeln entfernt werden. Die Vorbereitung der Bestimmung ist dann, beginnend mit der Einfüllung der Absorptionslösungen, nochmals durchzuführen.
Die Überführung der Gasprobe vom Druckgasbehälter in die Reaktionskammer wird durch die Verwendung eines Gumminippels an der Kanülenspitze wesentlich erleichtert und ist gegenüber der Verwendung von Plastkanülen vorteilhafter. Der Verbindungsschlauch vom Druckgasbehälter zur o.g. Kanüle sollte möglichst kurz gehalten werden und ist vor der Gasprobenüberführung mindestens 5 min bei einer Strömungsgeschwindigkeit von mindestens 1 Gasblase pro Sekunde zu spülen.

4.4.2. Bestimmung des Kohlendioxid- und Sauerstoffgehaltes von Gasgemischen

Bei der Überführung des zu prüfenden Gasgemisches in die Reaktionskammer ist die Angabe der Gasmenge, die der Kanüle entströmen soll, nicht absolut verbindlich, da diese von der Strömungsgeschwindigkeit und dem Kanüleninnendurchmesser abhängt. Die austretende Gasmenge ist so einzuregulieren, daß eine korrekte Überführung in die Reaktionskammer erfolgen kann.
Werden zu diagnostischen Zwecken Atemgasproben auf ihren Gehalt an Sauerstoff bzw. Kohlendioxid geprüft, dann sind diese unter Zwischenschalten einer Membranpumpe, wie oben beschrieben, zu überführen [2]. Bei kleinen Atemgasmengen erfolgt die Überführung mit SCHOLANDER-Pipetten [1] oder HALDANE-Büretten [3, 5, 6].
Zum Sammeln und Aufbewahren der Atemgasproben sollten möglichst BAILEY-Flaschen [7] benutzt werden.

4.4.2.1. Kohlendioxidabsorption

Bei der Bestimmung des Kohlendioxidgehaltes erfolgt die Absorption sehr schnell, vor allem dann, wenn ein größerer Gehalt an Kohlendioxid im Gas vorliegt. Die Folge ist eine schnelle Volumenabnahme in der Reaktionskammer. Wird diese nicht schnell genug mit der Mikrometerschraube kompensiert, dann fällt der Flüssigkeitstropfen aus der Kapillare in die Reaktionskammer und die Bestimmung kann nicht beendet werden. Dem beugt man am besten vor, indem man immer nur möglichst kleine Mengen der Kohlendioxidabsorptionslösung in die Reaktionskammer überführt und schnell kompensiert.
Für die zur Prüfung des Säuren-Basen-Gleichgewichtes benötigten Tonometriergase ist nur die Bestimmung des Kohlendioxidgehaltes erforderlich. In diesem Fall füllt man aus zeitökonomischen Gründen beide Kammerschenkel mit Kohlendioxidabsorptionslösungen, weil sich dadurch jedes zweite Nachfüllen der Absorptionslösungen erübrigt. Bei diesem Vorgehen schließt sich (unter Auslassung der Sauerstoffabsorption) die in der Standardvorschrift angeführte Kontrolle der Bestimmung unmittelbar an.

4.4.2.2. Sauerstoffabsorption

Bei der Sauerstoffabsorption stört die noch in der Kammer befindliche Kohlendioxidabsorptionslösung nicht. Nachdem sich die Absorptionslösung nicht mehr entfärbt, sind die 120 s zum Temperaturausgleich unbedingt einzuhalten. Das ist deshalb notwendig, weil bei der Absorption Reaktionswärme frei wird und die oben angeführten gleichen Dampfdrücke der Lösungen und die gleiche Temperatur im Kammersystem wesentliche Voraussetzungen für die Präzision und Richtigkeit der Prüfergebnisse sind. Bei der Berechnung brauchen dadurch die Temperaturänderungen der Lösungen und des Wassers im Behälter nicht berücksichtigt zu werden, weil bei gleicher Temperatur in allen Kammern keine Volumenänderungen erfolgen, sondern nur Druckänderungen, die sich gegenseitig kompensieren.
Kann die Durchmischung des Wassers im Behälter wegen defekter Membranpumpe nicht erfolgen, muß die Zeit zum Temperaturausgleich auf 12 min erhöht werden.
Bei den Tonometriergasen zur Bestimmung des Sauerstoffpartialdruckes ist in der Regel nur die Bestimmung des Sauerstoffgehaltes erforderlich. In diesem Fall füllt man entsprechend den oben genannten Gründen beide Kammerschenkel mit Sauerstoffabsorptionslösung.

4.4.3. Kontrolle der Bestimmung

Die Kontrolle auf Reproduzierbarkeit von M_0 ist erforderlich, weil nur so gesichert werden kann, daß nicht bemerkbare, zufällige Fehler ausgeschlossen sind. Diese Kontrolle erfaßt jedoch nicht solche Fehler, die bei der Überführung des Gases in die Reaktionskammer, durch ungenügende Absorption und falsche Ablesung auftreten.

4.4.4. Berechnung

Die Berechnungen sind so einfach, daß sie keiner Kommentierung bedürfen.
Da die weitere Verwendung der Dimension Volumenprozente auch nach Einführung der

SI-Einheiten zulässig ist, wurde diese aus vorwiegend praktischen Gründen weiter beibehalten.
In diesem Zusammenhang muß jedoch aus Vergleichsgründen auf einen wesentlichen Definitionsunterschied gegenüber dem SI-System und der englischsprachigen Literatur hingewiesen werden.
Das Symbol F = Konzentration in der Gasphase
= Gehalt an Sauerstoff bzw. Kohlendioxid
wird in der deutschsprachigen Literatur in Volumenprozent angegeben, die Summe aller Komponenten des Mischgases gleich 100 % gesetzt.
In der englischsprachigen Literatur wird die Summe aller Komponenten gleich 1 gesetzt und F = fraction hat die Bedeutung des Anteiles der Komponente an 1.
Bei Literaturvergleichen müssen diese Unterschiede berücksichtigt werden, gegebenenfalls ist eine Umrechnung durch Multiplikation bzw. Division mit 100 vorzunehmen.

4.5. Hinweise

a) Der anhand der Bestimmungsergebnisse berechnete Gehalt an Sauerstoff bzw. Kohlendioxid bezieht sich auf trockenes Gas.
b) Die Reinigung des Quecksilbers kann nach einem der von Bartels u. Mitarb. [8] angegebenen Verfahren erfolgen.
c) Schwankt die Raumtemperatur innerhalb 60 min um mehr als ±5 °C, dann sind die Behälter mit den Absorptionslösungen und der Spülflüssigkeit in einem Wasserbehälter aufzubewahren.
d) Werden Gasproben analysiert, bei denen der Gehalt an Sauerstoff und/oder an Kohlendioxid größer als 80 % ist, dann ist die Bestimmung nach der von Moll [9] angegebenen Modifikation durchzuführen.
e) Die Verwendung von Scholander-Geräten der Herstellerfirmen Eschweiler/Kiel, BRD und Godart-Statem/Holland ist bei Beachtung der entgegengesetzten Drehrichtung der Mikrometerschraube zulässig und bietet auf Grund der zugehörigen Schüttelvorrichtung präzisionssichernde und arbeitserleichternde Vorteile gegenüber dem Gerät aus der DDR-Produktion.

4.6. Reagenzien

Die vollständige chemische Absorption von Sauerstoff bzw. Kohlendioxid ist durch die Absorptionskapazität der Lösungen in Relation zum Gasvolumen der Reaktionskammer immer gewährleistet, solange die Haltbarkeitsdauer nicht überschritten wird. Aus dieser Sicht wäre die in der Standardvorschrift angegebene Präzision bei der Herstellung kaum zu begründen. Es muß jedoch darauf hingewiesen werden, daß die Methode und die Berechnung der Meßergebnisse neben anderen Faktoren voraussetzen, daß die benutzten Lösungen den gleichen Dampfdruck haben. Die Erfüllung dieser Voraussetzung erfordert die angegebene Präzision bei der Herstellung der Absorptionslösungen.
Bei der Herstellung der Lösung I (Vorratslösung) der Glycerol-Natrium-RL (Spülflüssig-

keit) löst sich erfahrungsgemäß das wasserfreie Natriumsulfat schlecht. Die Herstellung der Lösung I ist jedoch jederzeit möglich, wenn zunächst das mit der Schwefelsäure versetzte Wasser auf 50 bis 60 °C erwärmt wird und unter ständigem Rühren das Natriumsulfat in sehr kleinen Portionen im Abstand von mehreren Minuten zugegeben wird.

Literatur

[1] P. F. Scholander: J. biol. Chemie **167** (1947), 235.

[2] J. P. Peters and D. D. van Slyke: Quantitative Clinical Chemistry. I. Interpretations. Baltimore: Williams & Wilkins, 1946, 2. Ed.; II. Methods. Baltimore: Williams & Wilkins, 1932, 1. Ed.; D. D. van Slyke: s. a. Bartels u. Mitarb. [8].

[3] J. S. Haldane und J. G. Priestley: J. Physiol. (London) **32** (1905), 225; J. S. Haldane: s. a. Bartels u. Mitarb. [8].

[4] H. Rahn und A. B. Otis: J. appl. Physiol. **1** (1949), 717.

[5] H. Becker-Freyseng und H. G. Clamann: Klin. Wschr. **1939**, S. 1274.

[6] H. Bartels und G. Rodewald: Pflüg. Arch. ges. Physiol. **258** (1953), 163.

[7] C. V. Bailey: J. biol. Chemie **47** (1921), 281.

[8] H. Bartels, E. Bücherl, C. W. Hertz, G. Rodewald und M. Schwab: Lungenfunktionsprüfungen. Berlin—Göttingen—Heidelberg: Springer-Verlag, 1959.

[9] W. Moll: Dissertation, Tübingen 1959; s. a. bei Bartels u. Mitarb. [8].

Bei Fragen zur Produktsicherheit wenden Sie sich bitte an:
If you have any questions regarding product safety,
please contact:

Walter de Gruyter GmbH
Genthiner Straße 13
10785 Berlin
productsafety@degruyterbrill.com